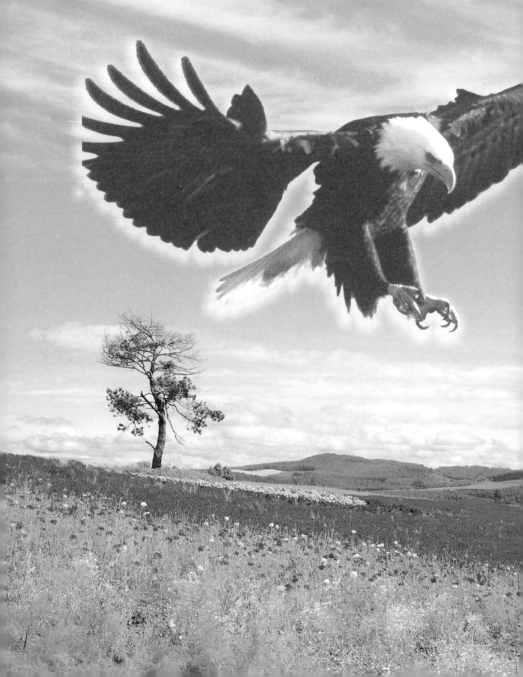

大展好書　好書大展
品嘗好書　冠群可期

大展好書　好書大展

品嘗好書　冠群可期

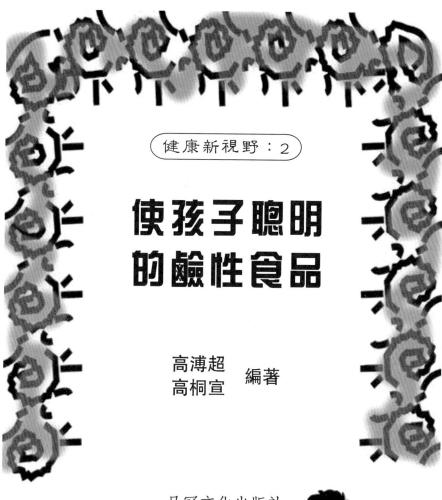

健康新視野：2

使孩子聰明的鹼性食品

高溥超
高桐宣　編著

品冠文化出版社

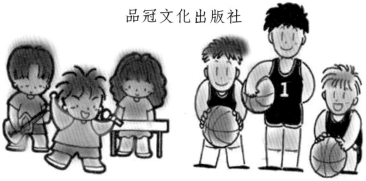

主　　編　高溥超　高桐宣

總 策 劃　于俊榮　黃和平　劉桂霞

編　　者　汪淑玲　魏淑敏　于萬忠

　　　　　賈國民　高肅華　王占龍

　　　　　李迎春　于連軍　王增輝

插　　圖　吳慧斌　蘇　寧　吳英俊

　　　　　劉　暢　席海軍　劉　鑫

電腦製作　時　捷　王　晶

目　　錄

什麼是鹼性食品？

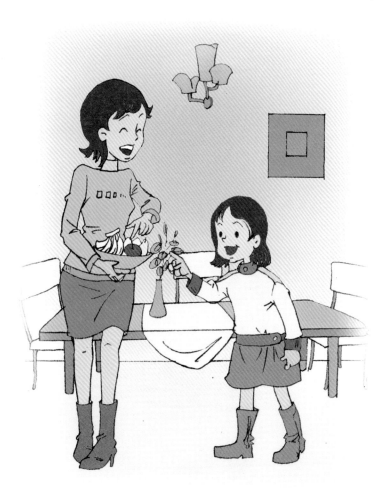

　　凡含鉀、鈉、鈣、鎂等金屬元素，經過人體代謝後能生成鹼性氧化物的食品，稱為鹼性食品。常食鹼性食品可促進孩子的大腦發育，提高孩子的記憶力，使孩子變得聰明。

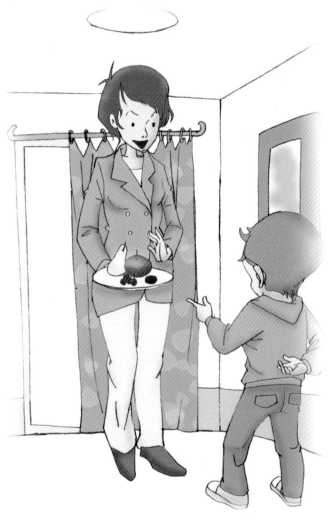

如何區分酸性與鹼性食品？

專家指出，酸鹼性食品的區分主要看其所含的元素成分。一般說來，各種動物性食物，包括豬牛羊雞鴨肉、禽蛋類、魚類、麵粉、大米等經人體代謝後，能產生很強的酸性「殘渣」，所以屬於酸性食品；各類蔬菜、水果、牛奶、大豆、菌類等代謝後能產生較強的鹼性「殘渣」，所以屬於鹼性食品。改變孩子的酸性體質，主要就是要讓孩子多攝入鹼性食品。

鹼性食品主要包括以下這些：

水果及製品：蘋果，鮮杏，橙，杏乾，香蕉，鮮梨，草莓，甜瓜，檸檬，鮮櫻桃，乾棗，柿乾，無花果，葡萄，柚，橄欖，芒果，酸橙，鮮鳳梨，鳳梨汁，蜜桃，葡萄乾，西瓜。

蔬菜：洋蔥，豌豆，胡椒，萵苣，蘑菇，球葵，黃瓜，茄子，小蘿蔔，蘆筍，青豆，甘薯，甜菜，番茄，甘藍，捲心菜，胡蘿蔔，南瓜，菜花，芹菜，水芹，馬鈴薯，西葫蘆。

堅果：杏仁，栗，椰子。

其他：果醬，冰激凌，奶油，牛奶，糖蜜。

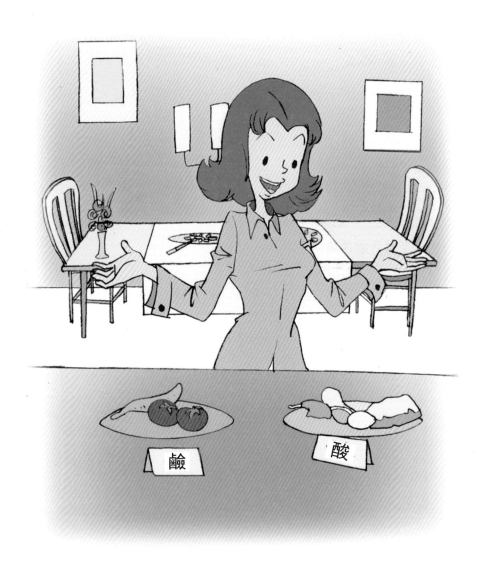

鹼

酸

水果：酸蔓果，李子，梅子。

蔬菜：嫩玉米，乾小扁豆。

穀物：玉米粉，麵粉，燕麥片，大米等。

麵包：白麵包，全麥麵包，裸麥麵包。

蛋糕：普通蛋糕。

脂肪製品：蛋黃醬。

肉蛋奶魚類：豬肉，羊肉，牛肉，滷肉，雞蛋，酸乳酪，比目魚。

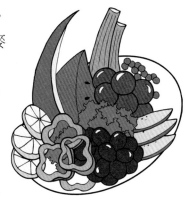

中性灰分食品主要包括以下這些：

竹芋澱粉，咖啡，白糖，玉米澱粉，普通糖果，澱粉，糖漿，黃油，豬油，植物油，人造黃油，木薯，飲料，茶。

孩子常食鹼性食品為何能**變聰明**？

近年來，國外營養學家研究證明，人體液的酸鹼度與智商有著密切的關係，國內的醫學和營養學方面的專家也都普遍認同這個觀點。在體液酸鹼性允許的範圍內，酸性

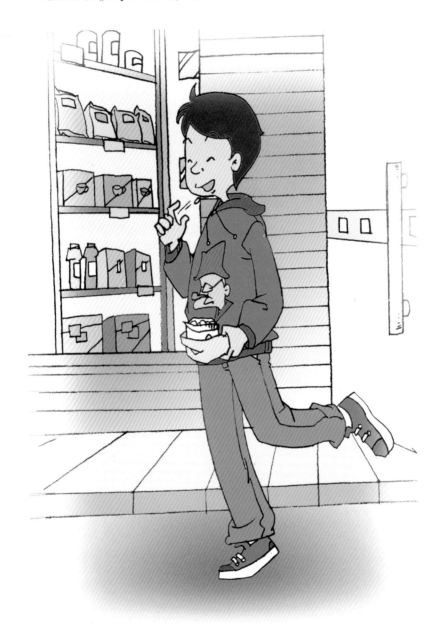

偏高者智商較低，鹼性偏高則智商較高。科學家測試了幾十名 6～13 歲的男孩，結果表明，大腦皮層中的體液 pH 值大於 7 的孩子比 pH 值小於 7 的孩子的智商高出 1 倍之多。

隨著生活水準的提高，在人們的飲食結構中，肉、魚禽、蛋等動物性食物的攝入量日益增大，導致有些孩子酸性體質的形成。因此對於這些孩子，可以讓他們多吃些鹼性食物。

人們知道，健康人的體液（主要是血液）應呈微鹼性（pH 值為 7.3～7.5），這樣有利於機體對蛋白質等營養物質的吸收利用，並使體內的血液循環和免疫系統保持良好狀態，人的精力也就顯得較為充沛。人體液的酸鹼度主要由體內的酸性無機鹽和鹼性無機鹽的水平決定，其高低受兩方面因素的影響。

一是日常飲食中的食物構成。食物按其所含元素成分的多少可分為鹼性食物、中性食物和酸性食物三大類。多食鹼性食物，人的體液可呈鹼性；多食酸性食物，體液則

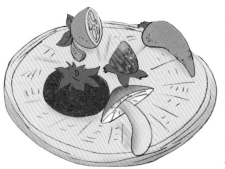

呈酸性，至於中性食物則不影響體液酸鹼度。

二是機體內部的自我調節功能。人體對食物有很強的適應性，鹼性食物食用過多，機體會在新陳代謝時增加酸的產生以中和過多的

鹼，或是增加鹼的排泄以保持體液酸鹼度的相對穩定。

生活中，孩子食用的酸鹼性食物往往是不均衡的，其機體調節酸鹼度的功能也因人而異。由於體液的酸鹼性是可以由飲食來調節的，因此科學家提出了改善飲食結構、

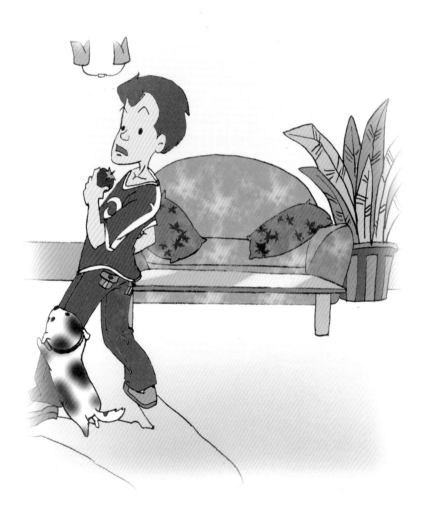

多吃鹼性食品、提高智力水準的建議。這樣可以使孩子大腦得到更好的營養補充，提高記憶力，從而更好地促進智力開發。

體內酸鹼平衡與健康有何關係？

營養學家都非常重視對體內酸鹼環境與健康關係的研究，一再強調，宜多吃鹼性食物，保持體內偏鹼性環境，對健康有益。下面以鹼性食品中的鈣元素和鎂元素為例，簡單說明一下它們的作用。

鈣在人體內的主要作用有：大腦細胞的組成和神經傳導，參與骨骼和牙齒的構成；維持體內細胞的正常代謝；參與人體肌肉、神經興奮性的傳導；維護體內血液的正常黏度；維持毛細血管內外液的正常滲透壓；對多種酶有激活作用。

腦組織中的鈣含量直接關係到人的腦功能。若腦內有充足的鈣，則可使腦細胞正常地工作和運行；如果腦內缺鈣，則往往發生病態性異常興奮，此時，即使很弱的刺激，也會引起嚴重的精神反應。所以，腦內鈣含量與孩子的注意力、記憶力有密切關係，缺鈣的孩子多會出現注意力不集中、記憶力較差、智力欠佳。

另外，人體中鈣缺乏，兒童可導致佝僂病，出現方顱、雞胸、牙齒缺損等症；成人可發生骨質疏鬆、骨質軟

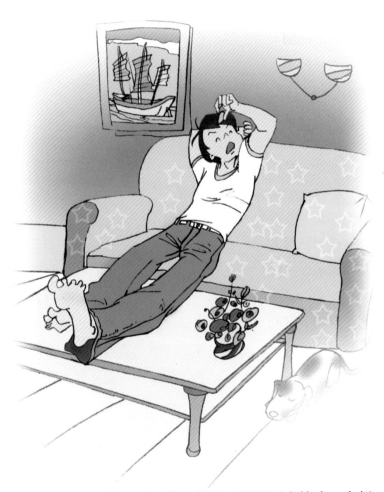

　　化症，並出現精神緊張、脾氣急躁、煩躁不安等症。含鈣量豐富的食物有蝦皮、芝麻醬、乳類、豆類及其製品、大黃魚、魚骨、動物骨、黑芝麻、扁豆、豇豆、毛豆、油菜等。

　　　鎂在人體內的主要作用有：參與核糖核酸（RNA）及脫氧核糖核酸（DNA）的合成；參與神經肌肉的傳導；是

構成人體內多種酶的主要成分之一；對體內一些酶（如肽酶、磷酸酯酶）有啟動作用；能維護皮膚的光潔度。人體如果缺鎂，可出現面部、四肢肌肉顫抖及精神緊張、情緒不穩定而影響整體健康。

國內外營養學研究發現，鎂和人的智力有著非常密切的關係。它和各種維生素能夠增強中樞神經系統的功能，可以促進兒童的智力發育，使疲勞的腦細胞得以更快的恢復，是腦力疲勞的最好恢復劑。此外，它們還可以提高計算能力、思維能力和開發智力，使孩子感到耳聰目慧、思路敏捷、記憶力增強，而且精神緊張狀態也明顯緩和。這對於孩子保持健康的身體，旺盛的精力，並最終促成智力的良好發展達到益智的目的都是非常重要的。

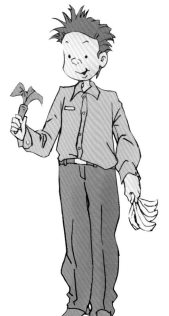

所以，根據以上原因，科學家強調，要使血液偏鹼性，應多吃富含無機鹽的食物，特別是含鉀高的食物，如香蕉、花生、芹菜、菠菜、萵筍、香菇、馬鈴薯、冬筍等。事實上多吃水果和蔬菜，有利於中和及調節體內由於精米、精麵和動物性食品形成的酸性物質，有利於保持體內的酸鹼平衡，有利於形成人體健康的內環境。

多吃酸性食品對孩子有哪些危害?

人體過多食用酸性食物,體內的血液傾向於酸性,造成血液循環的惡化,使機體新陳代謝降低。酸性的內環境容易使人感到疲勞、煩躁、精力不足和整體智力和健康水準下降。肉類等動物性食品屬於酸性食物,所以,特別愛吃肉的人容易長雀斑、長痣,有皮膚變黑的現象。

此外,過多肉類食物的攝入,會在體內生成太多的脂肪物質,這些物質過多往往可以沉積於血管內壁,抑制神經系統的興奮性,不利於大腦皮質興奮性的提高,也不利於腦細胞的新陳代謝和生長發育,最終會影響人的記憶力和智力發育。所以,一般來說,愛吃肉而且沒有節制的人,在智力的發展方面比其他人要遲緩一些。

在現實生活中,孩子所食用的酸鹼性食物不是很均衡的。某些學習成績欠佳、智力發育水準較低的孩子,往往多屬酸性體質。而有些孩子表現脾氣暴躁、多動,學習精力不集中,常感疲乏無力,且易患感冒、齲齒及牙周炎等疾病,其原因可能與體液酸度偏高有關。

上面已經說過,健康人的體液應呈微鹼性,這樣有利於機體對蛋白質等營養物質的吸收利用,並使體內的血液循環和免疫系統保持良好狀態,人的精力也就顯得較為充沛。所以,家長應注意讓孩子多吃些鹼性食物,這對提高

他們的智商和學習成績是很有幫助的。但必須指出，孩子
的身體尚處於生長發育期，十分需要各種蛋白質、脂肪、
維生素及礦物質，而這些必需營養素有相當多存在於動物
性食物中。因此，家長們應合理安排孩子的一日三餐，盡
量做到葷素搭配，粗細搭配，酸鹼性食物均衡攝入，兩者
若有太大的偏差，則對孩子健康成長不利。

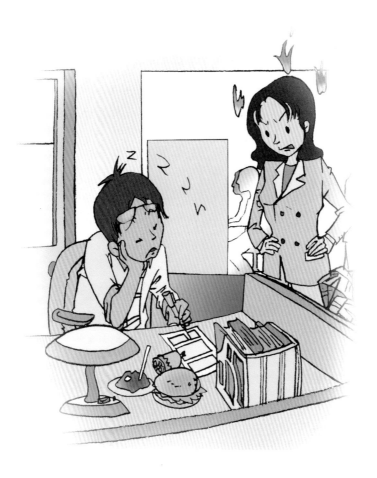

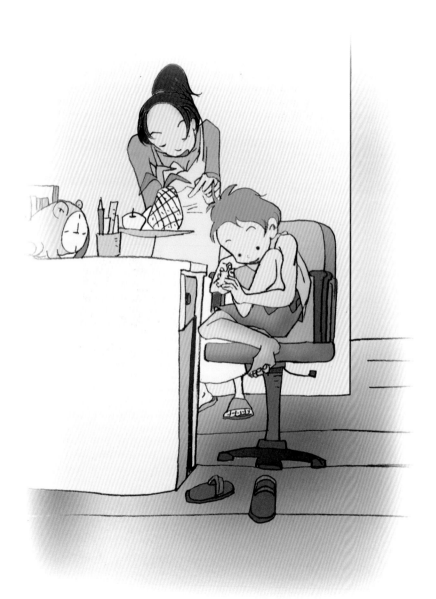

何爲營養素?

食物中含有的能供給人體熱量的，能夠維持人體健康和正常發育生長，維持正常人體生理功能，抗禦疾病侵襲的有效成分，就叫做「營養素」。

供人體攝取、消化、吸收、利用的食物或養料就叫「營養」。也就是說，凡是對人體健康有益的食物或養料，經過人體消化吸收的部分都可以被稱為「營養」。營養一般用來表示食物中營養素的含量多少及品質好壞。

營養是供給人體用於修補舊組織、增生新組織、產生能量和維持生理活動所需要的物質，它可以保證人體各種正常生理活動的需要，是人體正常存活的根本支撐和基礎。

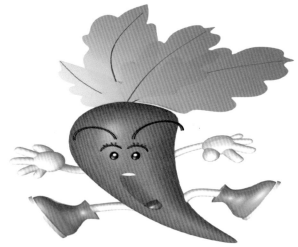

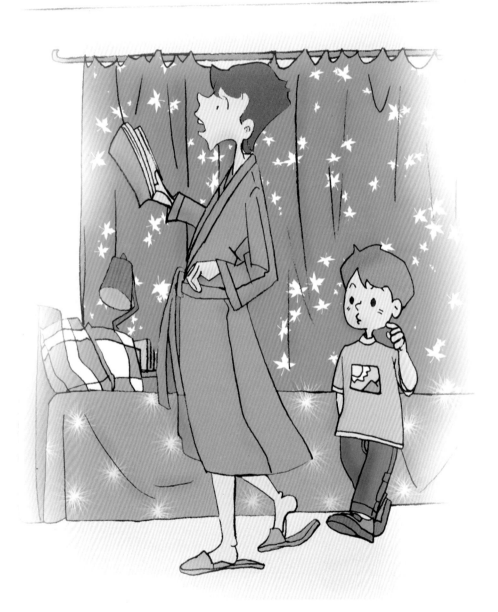

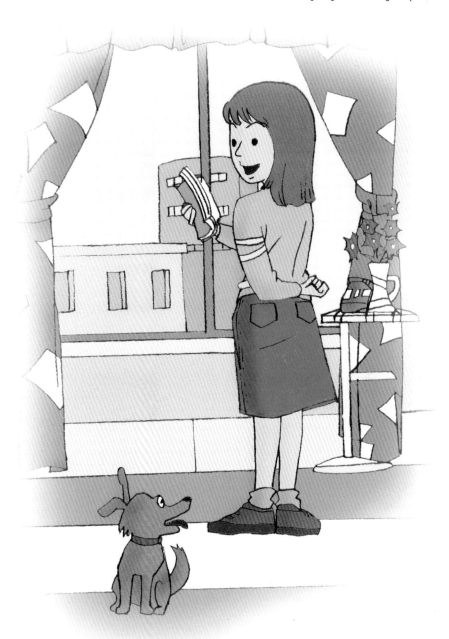

營養素可分幾類？

　　人體需要的營養素主要有六大類，分別是：蛋白質、脂肪、糖、維生素、無機鹽和水。營養素是由化學元素碳、氫、氧、氮、磷、硫、鉀、鈉、鈣、鎂、鐵等元素組成。其中，糖、蛋白質和脂肪是供給人體能量的物質。

1 蛋白質

　　若人體是一座建築物，那麼，蛋白質就是構成這座大廈的建築材料。人體的重要組成成分：血液、肌肉、神經、皮膚、毛髮等都是由蛋白質構成的，蛋白質還參與組織的更新和修復；調節人體的生理活動，增強抵抗力。

　　蛋白質有較大的分子量，因此，食物中的蛋白質必須在腸道內經過消化液中酶的作用分解才能吸收。蛋白質不溶於有機溶劑（如醚、氯仿等），少數蛋白質能溶於水，多數能溶於弱酸和弱鹼溶液。在蛋白質溶液加熱達到60～70℃時，會導致變性；經酸鹼和乙醇的作用，也能起變性作用，蛋白質變性之後多不溶於水。蛋白質經過酸鹼或酶的分解，最終產物為氨基酸，能被人體吸收。蛋白質與某些化合物接觸後起作用，產生各種顏色反應，我們可以根據這些來判斷有沒有蛋白質。

　　另外，純蛋白質的性質是相當穩定的，而在高溫和潮

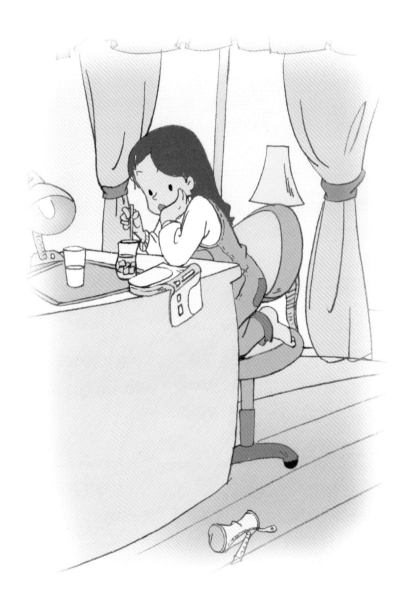

濕的條件下，食物中的蛋白質很容易腐敗變質。酸鹼度的增高、酶的活動、細菌的繁殖等因素均會使蛋白質分解，可產生出對人體有害的毒素。肉，魚、蛋、奶等食用原料富含蛋白質和水分，存放於溫度較高的環境中則容易腐敗，貯存於低溫、清潔環境中，能防止腐敗；延長貯存時間。

2 脂 肪

脂肪是組成人體組織細胞的一個重要組成成分，也是人體內含熱量最高的物質，人體內的平均脂肪含量為 13.2％，它被人體吸收後供給熱量，是同等量蛋白質或碳水化物提供能量的 2 倍。

3 糖

糖又稱碳水化合物，是保護肝臟、維持體溫恒定的必要物質。糖給人體提供 70％ 的熱量，一般每天 250～750 克的主食，就可以滿足人體熱量的需求。

4 維生素

維生素在孩子的生長發育和生理功能方面是必不可少的有機化合物質，它們不提供能量，也不是機體的構造成分，但膳食中絕對不可缺少。

5 無機鹽

無機鹽也叫礦物質、微量元素，也是人體代謝中的必

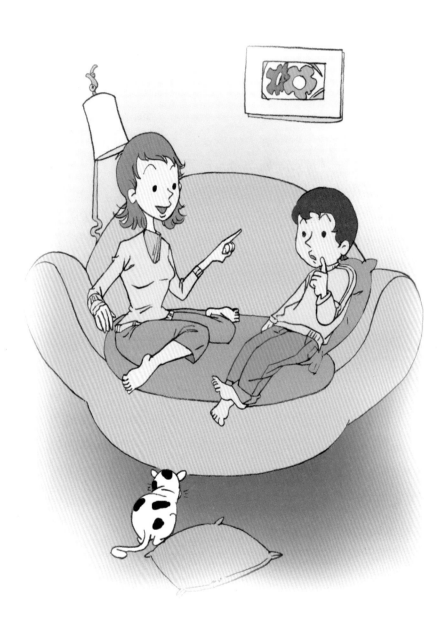

要物質，是構成人體組織和維持正常生理功能所必需的元素。人體內的礦物質元素非常多，主要包括鈣、鉀、鈉、鎂等。

6 水

水是人體的主要成分。一個正常人體內的水可占體重的 2/3 以上。它是人類和動物（包括所有生物）賴以生存的重要條件。

六大營養素主要來自八大類食物：穀類、蛋類、奶類、根莖類、肉類、魚蝦和貝類、豆和乾果類、蔬菜和瓜果類。

營養素的主要功能有哪些？

食物中所含的營養素與人體健康有著極其密切的聯繫。如果把人體比做一台機器，那麼營養素既是製造機器的原料，又是修補機器的材料和工具，也是開動機器的動力燃料。所以，營養素的主要功能是構成人體組織、調節生理功能、供給熱能和修補組織、保持人體的正常發育和健康。

簡單來講，營養素對人體健康的意義有四方面：

①增生細胞，維持人體發育成長，構造人體的各部分組織。

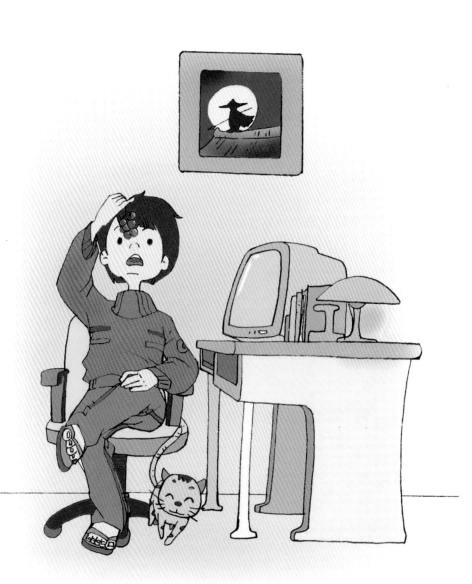

②修補機體組織，構成新細胞，代替不斷衰亡的細胞。

③調節生理功能，保持人體內正常的生理活動。

④供給熱能，保證人體正常的體力勞動和腦力勞動，是人體活動的動力。

下面，從六大營養素方面分別說明。

1 蛋白質的主要作用

蛋白質是少年兒童生長發育必不可少的物質。瘦肉中蛋白質含量最多。一般的攝入量是每天每千克體重 1.5～2 克，但在孩子參加體育鍛鍊時，蛋白質的需要量增加，蛋白質的攝入一般要求達到每天每千克體重 2～3 克。因為肌肉纖維的加粗和肌肉力量的加大，必須依賴肌肉中蛋白質含量的增加，而且最好是動物蛋白。但要注意，肌肉大小和力量的增長主要是練出來的，而不是吃出來的。

在人體中，蛋白質主要有以下幾種作用：

①調節生理功能。主要有兩個方面：一是調節機體組織和血液間水分的平衡，防止營養性水腫的產生，二是組成體內的各種酶、激素等，維持正常生理功能。另外，它還是組成血液中抗體的基礎，當機體缺乏蛋白質時，抗體便會減少，抗病能力便會減弱。

②供給熱能。蛋白質在分解時被氧化而產生部分熱能，當食物中糖與脂肪供給機體熱能夠用時，是不會動用

蛋白質來供熱的。人體所需要的熱中僅有 10%～14% 來自蛋白質。

③構造機體，修補組織。蛋白質是生命的基礎，是有機體細胞的重要成分，因而也是構成全身各種器官和組織的基本成分，修補各種組織的主要原料。它占人體乾物質（即除水分外）的 45%，並兼具促進發育和修補組織兩方面的作用。缺乏蛋白質便會使兒童生長緩慢、發育不良，造成人體體重減輕、傷口不易癒合、貧血等。

④蛋白質還是腦細胞的主要成分之一，腦組織 30%～35% 是由蛋白質組成。腦中蛋白質的功能是控制腦神經細胞的興奮與抑制，主宰腦的智能活動，幫助記憶與思考。在語言、運動、神經傳導等方面也起主要作用。

2 脂肪的主要作用

①調節生理功能。脂肪中含有多種營養物質，可調節生理功能，食物中缺少則會引起皮膚疾病，生育功能異常及乳汁分泌減少等。

②脂肪是脂溶性維生素 A、維生素 D、維生素 E、維生素 K 的溶劑，這些脂溶性維生素在脂肪的作用下，才能被溶解吸收和利用。

③供給熱量。可占人體總熱量的 17%～20%，過多會出現氧化不徹底的現象而影響健康。

④是構成人體的重要成分。人體內含脂肪為 10%～20%，細胞中的胞質和細胞膜均含有脂肪化合物，尤其是

腦細胞、神經細胞等。脂肪還構成體脂，體脂為熱的不良導體，可抵禦寒冷；體脂具有彈性，可防止外傷，保護器官，給人以一定的外形，潤澤皮膚使人顯得豐滿；體脂還是潛在的熱能源，可供意外的需要。

⑤脂肪可促進乳糖的利用。脂肪中的類脂主要參加細胞的新陳代謝。烹製食物中使用油脂，可增加食物的美觀，引起食慾，有利於消化，使食用者易有滿足感。

一般人體日需脂肪占食物總熱量的 15％～30％。一般正常活動的人每天攝入 25 克左右的油脂就可以滿足生理需要，長時間參加活動者可以增加到每天 30～36 克。但要注意，如果活動量不足，額外攝入的熱量就會轉變為身體的脂肪，使人體發胖，而不是長出結實的肌肉。

在日常飲食中，應注意脂肪量的供給，可多選植物脂肪。動物性脂肪對維持腦功能有一定作用，可定時吃一點肥肉，但數量不能太多，要防止因補了腦而損壞了血管和心臟。植物和動物脂肪的比例應為 7：3，即植物脂肪 7，動物脂肪 3。另外，磷脂也是腦細胞中重要的一個組成部分，是脂肪食物中不可缺少的部分，可促進腦細胞發育，並保證腦的功能良好，是健腦的理想食物。

作為健腦物質的脂肪，不論是動物脂肪或植物脂肪，只要是在土壤、水源、空氣未被嚴重污染的自然狀態下飼養的動物及其產品，不用過量化肥及農藥種植的植物，所產生的脂肪均為優質脂肪。目前，經速成手段餵養出來的雞、鴨、魚、豬、牛等食用肉動物，因這些動物既不活

動，又強行餵入含大量生長素的飼料，這就造成脂肪在動物體內大量蓄積，使能保證腦功能良好的優質不飽和脂肪酸減少了。多攝入這種動物脂肪後，會使體內脂肪蓄積，給身體帶來惡劣影響。

兒童由於腦正處於生長、發育期，過多攝入上述動物脂肪，不但影響腦的發育，而且會成為小胖子，有的還會性早熟，因而要注意儘量避免給孩子食用這些食物。為保證小兒頭腦能健全發育，要選擇不飽和脂肪酸食物。

3 碳水化合物的作用

人體對糖的實際需要量，成人隨工作種類而異。一般體力勞動者，每人每天需 400～500 克，重體力勞動者需 550～650 克。平均來說，由糖所供給的熱量，應占每日所吃食物總熱量的 60%～70% 為宜。

機體各個組織中都有一定的糖儲備，所以，一般孩子在參加一般性體育活動時，不需要額外補充糖，只有在孩子參加大運動量活動或長時間的耐力活動時，要適當增加主食的攝入。

因為運動中熱量消耗較大，如果長時間熱量供給不足，會導致體弱多病。

糖也是腦組織活動的能源，人從食物中攝取的糖分，進入體內先分解成葡萄糖、果糖、半乳糖，被身體吸收，葡萄糖由血液輸送到身體各部位，成為活動時所需要的能量。腦是消耗能量最多的器官，也就是消耗葡萄糖最多的

器官，腦所消耗的葡萄糖量是全身能量消耗總量的 20%。糖的最好來源是在沒被嚴重污染的自然環境中，施有機肥料種植的，又沒經過精加工的糙米、胚芽米及國家規定的八五麵、九二米、小米、黃米、糯米、玉米、高粱、大麥、小麥、蕎麥、燕麥、番薯、竹薯、木薯、蜂蜜、山薯、紅糖等。每人每天食入的糧食中糖的分量已經足夠了，不必要再另外補充糖分，如過多的補充糖分，特別是精製糖，會使腦進入過度疲勞狀態，影響腦的功能。所以，在某種意義上說，應限制糖分的攝入。

4 維生素的作用

人體如果缺少維生素，會導致代謝過程障礙、生理功能紊亂、抵抗力減弱以及引發多種病症。一般天然食物中就含有各種人體所需要的維生素，而且比例適宜，所以，孩子在合理膳食中就可以獲得充足的維生素，這裏就維生素中比較重要的幾種介紹一下。

①維生素 B 族：包括維生素 B_1、維生素 B_2、維生素 B_6、煙酸、泛酸、維生素 B_{12} 等。它們在腦內的共同作用是幫助蛋白質的代謝。例如，蛋白質代謝過程中，從 γ 氨酪酸製造陽性物質時，維生素 B_1 和維生素 B_{12} 是必不可少的輔酶；而在從 γ 氨酪酸製造陰性物質時，維生素 B_6 和泛酸又是不可缺少的。因此，為了使頭腦能同時具有很多陽性物質和陰性物質，除了多吃富含谷氨酸的食物之外，還要注意同時攝入富含維生素 B 群的食物。

②維生素C能促進腦細胞結構堅固，消除腦細胞結構的鬆弛或緊縮，起到潤滑油的作用。維生素C在腦內能使腦細胞敏銳地發揮功能，使大腦機敏靈活。如維生素C供應不足，會使腦細胞的結構改變，使大腦神經血管發生堵塞、變細，導致腦細胞活動能力降低和腦功能低下，影響智商。如果小兒時期缺乏維生素C，嚴重的會引起精神分裂症和自閉症。

含維生素C多又能健腦的食物有：番茄、馬鈴薯、山藥、捲心菜、芹菜、薺菜、蕨菜、馬蘭頭、莧菜、野莧菜、野蔥、菠菜、菊花菜、青菜、木耳菜、生菜、大白菜、黃芽白、酸棗、青椒、鮮棗、草莓、柿子、金橘、蘋果、梨、楊桃、荔枝、龍眼、橘子、廣柑、柚子、無花果、葡萄、水蜜桃、鳳梨、芒果、枇杷、黃皮果等。

③維生素E：對腦的作用是防止不飽和脂肪酸的過氧化，防止腦組織呈酸性狀態。在腦細胞的脂肪發生氧化狀態以後，腦組織含有多量易於氧化的不飽和脂肪酸，使腦開始衰老，維生素E有較強的抗氧化作用，防止腦內產生過氧化脂質，預防腦疲勞，延緩腦的衰老。

含維生素E高又能健腦的食物有：穀胚、麥胚、小麥、胚芽油、棉籽油、米糠油、植物油、黃油、禽蛋、粗米、粗麵、高粱、玉米、花生、芝麻、大豆、青豆、菠菜、芹菜、青菜、薺菜。

要注意，只有在持續的、高強度、大運動量情況下，熱能營養不能滿足需要，或蔬菜水果供應不足時，才需要

額外補充維生素。過量攝入維生素和缺乏維生素一樣，也會導致不良後果。

5 無機鹽（礦物質）的作用

人體中以無機鹽形式存在的化學元素有幾十種，其中含量最多的是鈣和磷，其次是鐵、碘等，此外還有銅、鋅、鈷、鉻等微量元素。它的功用是：構成骨骼和牙齒，構成血管、肌肉等柔軟組織，調節生理功能、維持體內酸鹼平衡。在人體運動時，由於大量排汗，導致鹽分隨汗液丟失，必須及時補充，才能預防肌肉痙攣，並幫助緩解身體的疲勞。可以由運動飲料補充無機鹽。

無機鹽作為人體不可缺少的物質，每天都需要有一定量的攝入，過高可引起機體中毒，過低可明顯地使人的智力下降。

①鈣是人體內含量最多的無機元素，總量超過 1000 克，其中 99％存在於骨骼，僅 1％分佈在血液及其他軟組織中。鈣對人體有很多生理生化功能，它在神經衝動傳遞、心臟跳動、肌肉收縮、血液凝固、神經和肌肉的應激以及某些酶活性等方面，有著重要作用。鈣對大腦也有很多重要作用，其中最重要的一點是抑制腦神經細胞的異常興奮，使之保持在正常狀態。許多實驗證實，腦組織內鈣含量的多少，將影響一個人的腦功能。若腦內有充足的鈣，則可使腦細胞正常地行使其職能，這時即使遇到較為嚴重的精神刺激，也可泰然處之。若腦內缺鈣，則往往發

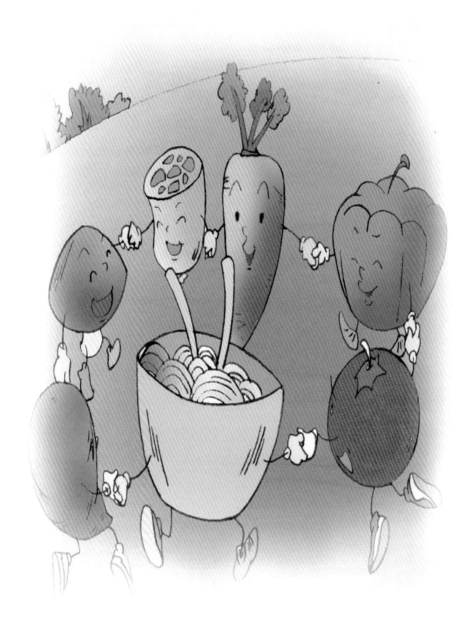

生病態性異常興奮，此時，即使很弱的刺激，也會引起嚴重的精神反應。近年來科學實驗表明，腦內鈣含量與孩子的注意力、記憶力有密切關係，缺鈣的孩子多有注意力不集中、記憶力較差、易疲憊、學習成績不佳等表現。

②鎂與人的智力發育也有密切關係，鎂可加速與人的精神活動有關的腎上腺皮質激素的生物合成。

③銅在體內可促進鐵的吸收，微量銅對中樞神經系統功能是有益的。如果缺銅，會使大腦變得反應遲鈍，但過量後反而不好。

④鋅在人腦中含量占全身鋅總量的 7.8％。如果食物中缺乏鋅的供給，大腦中酶的活性就會降低，就會直接影響腦神經激素，使記憶力、理解力下降。

⑤磷是大腦生理活動必不可少的無機鹽，磷不僅是腦磷脂、卵磷脂、膽固醇的主要成分之一，而且直接參與神經纖維的傳導和細胞膜的生理活動。體內含磷正常則可使人反應靈活、記憶力強、思維敏捷，如缺少會使人的智力明顯下降。

⑥鐵是組成人體血紅蛋白的成分，主要參與氧的轉運、交換和組織呼吸過程。如果缺鐵，會引起貧血，還會使大腦的功能降低。

6 水的作用

水是人類和動物（包括所有生物）賴以生存的重要條件。水可以轉運生命必需的各種物質及排除體內不需要的

代謝產物，促進體內的各種化學反應；人體由水分蒸發及汗液散發大量的熱量來調節體溫。關節滑液、呼吸道及胃腸道黏液均有良好的潤滑作用，淚液可防止眼睛乾燥，唾液有利於咽部濕潤及吞咽食物。

飲食是人類延續的一個先決條件，食物的營養是維持人類生命、幫助生長發育、從事生產勞動、保持身體健康的基礎。必須說明，過多的攝取營養或營養不足都會影響身體的健康成長，甚至會導致疾病的出現。因此，人們攝取食物，要講究營養平衡。營養平衡不僅可以使人們避免不必要的食物浪費，還對人的機體有著保護作用。

營養缺乏，容易患各種疾病，營養過盛，又可以使人體發胖，增加心臟的負擔。合理的營養，除了選擇適當的食物外，還應有良好的飲食習慣，不能偏食，做到每天必須攝取適量的六大營養素，葷素菜、粗細糧要搭配，菜餚的色味香形及味道、溫度都要講究，這樣才能利於人體的健康發育成長和長壽。

乳製品是鹼性食品嗎？

談到乳製品，人們常常會升起一種酸甜的感覺來，總認為它們屬於酸性食品，實際情況卻不是這樣的，乳製品並非酸性，而屬於鹼性食品。

判斷食物的酸性或者鹼性，並不是簡單的以口感為依

據。如番茄口感較酸，但其含有豐富的鉀，食用後代謝物呈鹼性。此外，人們常食用的醋呈酸味但也屬鹼性食物。雞蛋蛋白用化學測定是鹼性的，卻屬酸性食物。對牛奶來說也是如此。

　　無論是鮮牛奶還是優酪乳，它們當中的礦物質元素含量都非常豐富，其中包括鉀、鈉、鈣、鎂等金屬元素的陰離子，這些金屬元素在經過人體代謝後，能生成鹼性氧化物，雖然僅具有弱鹼性的特點，但依然屬於鹼性食品。

　　下面我們以 100 克樣品為例，看一看各種類型的牛奶中所含有的營養成分的比例。

1 全脂牛奶粉

　　鈣 676 毫克，鉀 449 毫克，鎂 79 毫克，鈉 260.1 毫克，鐵 1.2 毫克，鋅 3.14 毫克，銅 0.09 毫克，硫胺素 0.11毫克，蛋白質 20.1 克，核黃素 0.73 毫克，脂肪 21.2 克，煙酸 0.9 毫克，碳水化合物 51.7 克，維生素 C 4 毫克，錳 0.09 毫克，維生素 E 0.48 毫克，維生素 A 141 微克，膽固醇 110 毫克，胡蘿蔔素 4.7 毫克，磷 469 毫克，視黃醇當量 2.3 微克，硒 11.8 微克。

2 優酪乳（均值）

　　鈣 118 毫克，鉀 150 毫克，鎂 12 毫克，鈉 39.8 毫克，鋅 0.53 毫克，銅 0.03 毫克，蛋白質 2.5 毫克，硫胺素 0.03毫克，核黃素 0.15 毫克，脂肪 2.7 克，煙酸 0.2毫克，鐵

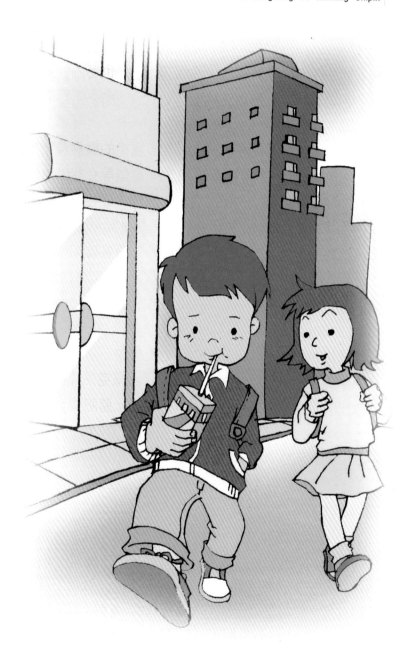

0.4 毫克碳水化合物 9.3 克，維生素 C 1 毫克，錳 0.02 毫克，維生素 E 0.12 毫克，維生素 A 26 微克，膽固醇 15 毫克，胡蘿蔔素 0.8 毫克，磷 85 毫克，視黃醇當量 84.7 微克，硒 1.71 微克。

牛奶中含有豐富的營養成分和多種維生素及礦物質，如維生素 A、維生素 B_1、維生素 B_2、維生素 C 和磷、鐵、鈣、鈉、鎂等。其中，後三者對人的智力發育有著非常重要的作用。鈣的含量與孩子的注意力、記憶力有密切關係，若腦內有充足的鈣，則可使腦細胞正常地工作；鎂可加速與人的精神活動有關的腎上腺皮質激素的生物合成；鐵的存在能使大腦的功能處於正常。

俗話說，「早晚喝牛奶，腦子開竅快」。牛奶中含有豐富的鈣，鈣是腦代謝不可缺少的重要物質。鈣在其他食物中不大容易被吸收，而牛奶中的鈣卻非常易於吸收。腦組織中的鈣含量直接關係到人的腦功能。若腦內有充足的鈣，則可使腦細胞正常地工作和運行，如果腦內缺鈣，則往往發生病態性異常興奮，此時，即使很弱的刺激，也會引起嚴重的精神反應。所以，腦內鈣含量與孩子的注意力、記憶力有密切關係，缺鈣的孩子多有注意力不集中、記憶力較差、智力欠佳、神經緊張、脾氣急躁、煩躁不安等症。

此外，牛奶還富含對神經細胞十分有益的維生素 B_1，所以飲用牛奶可增強記憶力，促進睡眠。

1 瓶 227 克的消毒牛奶所含的鈣相當於 500 克菠菜，維

生素 A 相當於 125 克活蝦，維生素 B_2 相當於 225 克羊肉，熱量相當於 120 克豬肝，蛋白質相當於 55 克雞蛋，脂肪相當於 385 克帶魚。一個 7～10 歲的孩子如果每天喝 500 克牛奶，就可以保證每天所需的 60％的蛋白質、75％的鈣、42％的磷、75％的維生素 B_2。

經由現代醫學研究，牛奶的營養作用也越來越多地被瞭解和認知。據來自日本的一項調查顯示，牛奶有消除緊張情緒，改善睡眠功能。而德國科研工作者的研究則發現，長期喝牛奶能使人皮膚白嫩、彈性增強，並富有光澤。另外，常喝牛奶能改善胃腸功能、緩解便秘。常喝牛奶的人其腸道腫瘤的發病率較不常喝牛奶的人低 20％。

在我國，優酪乳的消費量十分有限。平均每人每天的攝入量不足 1 克，且主要集中在城市居民中的一些固定人群。因為許多人以為優酪乳僅僅是一種含奶的飲品，並沒有充分地認識其價值。一般來說，容易消化的食物更利於吸收。比如，麵粉經發酵製成饅頭後就容易被人體消化吸收，牛奶發酵製成優酪乳同樣是這個道理。

鮮奶中鈣含量豐富，而經發酵後，鈣和礦物質不僅未發生變化，發酵後產生的乳酸，還可有效地提高鈣、磷的利用率，所以優酪乳中的鈣、磷等營養成分比鮮奶更容易被人體吸收。而且，優酪乳還是鈣質的良好來源，飲用一杯 150 克的優酪乳，可以滿足 10 歲以下兒童一天所需鈣質的 1／3。而同樣量的鈣質，如果用其他飲料替代，恐怕要喝優酪乳的 10 倍以上了。

　　優酪乳中含鈣量豐富，利用率高，有利於腦營養的補充，對成長中的孩子來說是個非常不錯的選擇。同時，鈣還有益於牙齒、骨骼的生長發育。優酪乳中含有多種維生素，特別是維生素 A 和維生素 B_1 都有益於眼睛；優酪乳中豐富的氨基酸有益於改善髮質；同時，由於優酪乳能夠改善消化功能，防止便秘，抑制有害物質，如胺類化合物在腸道內產生和積聚，因而能防止細胞老化，使皮膚白皙、形體健美等，這對孩子的智力和身體健康來說都是非常重要的。

　　優酪乳中所含的各種活性乳酸菌有神奇的作用，能預防癌症、提高免疫系統功能、減輕過敏反應等。其保健功能還包括抗腸道感染、抗腹瀉、調節胃腸道等功能。另外，有相當一部分人對鮮奶中的乳糖有過敏反應，主要症狀為進食鮮奶後發生腹瀉、腹鳴、消化不良等。而新鮮的優酪乳中含有活性乳糖酶，能促進乳糖的分解，從而有效地防止乳糖不耐症。因此，喝牛奶過敏的人，完全可以用優酪乳來取代牛奶。

　　優酪乳雖好，也要注意食用方法。首先，空腹不宜喝優酪乳。因為通常人胃液的 pH 值在空腹時可降到 2 以下，而優酪乳中活性乳酸菌能夠生長的環境 pH 值在 5.4 以上。如果在空腹時喝優酪乳，乳酸菌很容易被胃酸殺死，其營養價值和保健作用就會大大降低，所以在飯後 2 小時內飲用優酪乳效果最佳。

　　其次，優酪乳不能加熱喝。優酪乳一經加熱，所含的

活性乳酸菌就會被殺死，其物理性狀也會發生改變，形成沉澱和凝塊，而且優酪乳特有的口味和口感也會消失，其營養價值和保健功能同樣會降低，因此飲用優酪乳不能加熱。

第三，喝完優酪乳要漱口。由於優酪乳中的某些菌種及所含的酸性物質對牙齒有一定的危害，特別對於兒童來說，喝完優酪乳後如不及時漱口，容易導致齲齒。

第四，不能用優酪乳服藥。由於優酪乳特有的口味很討小孩子喜歡，所以很多父母為說服孩子吃藥，就常用優酪乳代替白開水送服。但如果氯黴素、紅黴素、磺胺等抗生素同優酪乳一起服用，這些藥物就會破壞或殺死優酪乳中的乳酸菌，破壞優酪乳的營養價值，甚至造成對藥性的影響。

在牛奶的使用方法上，流傳有這樣的傳說，即有些人認為用微波加熱後飲用牛奶會致癌。還有人說，微波爐加熱牛奶時會使牛奶中的部分氨基酸變成對人體有害的物質。實際上，這些說法都是沒有科學根據的。但優酪乳確實不宜用微波爐加熱，因為加熱後會使優酪乳中對人體有益的乳酸菌被殺死。

隨著科學的發展，「牛奶」家族不斷擴大，豆奶、米奶、燕麥奶、杏仁奶、荸薺奶和大麥奶等已紛紛進入人們的視野。它們不是牛奶，但營養功能卻與牛奶不相上下，這就是植物奶。

植物奶含有人體所需的豐富維生素和礦物質，也屬於鹼性食品的範疇，而且這些營養物質容易被人體吸收，所

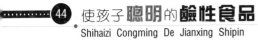
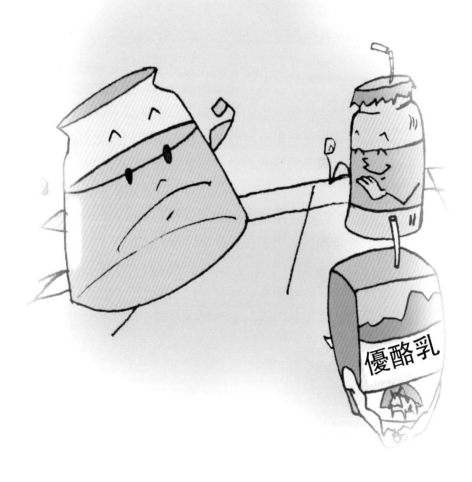

含的飽和脂肪很少，是消暑的佳品。植物奶是人們早餐的上乘選擇，可以單喝，也可以配麵包或其他主食，還可製成點心、調味劑、湯。市場上出售的植物奶，是以工業方法破碎並壓榨植物的果實製成的，提取了植物的營養物質，保鮮貯藏時間長，但沒有家庭自製的新鮮。下面介紹幾種植物奶及其特性。

1 杏仁奶

杏仁是一種乾果，味道極佳，是營養佳品。杏仁含有19％的高品質蛋白，還含有人體所需的各種氨基酸，也是鈣、鐵、鉀、磷、鎂和維生素 E 的良好來源。科學研究表明，杏仁奶還有助於提高記憶力。每天中午食用一小勺杏仁奶，可有利於防止記憶差錯；有助於使大腦處於良好狀態，提高腦細胞的工作效率。

2 豆 奶

豆奶含有豐富的維生素 E、鈣、鐵和大量的蛋白質、各種氨基酸。豆奶中含有類似雌激素的成分，有助於調節內分泌，增強記憶力。

3 荸薺奶

荸薺是一種味甜、多果肉的和表面粗糙不平的植物塊莖，可以生吃。荸薺奶含水分、糖及不飽和脂肪。據測試，荸薺奶富含多種蛋白質、礦物質、氨基酸、維生素 C

和碳水化合物，200 毫升的奶可產生 574 千焦的熱量，鉀的含量相當豐富，常食可以明目健腦、舒緩神經、提高智力。

4 大麥奶

大麥是一種具有極高營養價值的糧食，它提供蛋白質、糖、少量脂肪、鈣、磷、鐵和 B 群維生素。測試表明，100 克大麥可產生 1200 千焦熱量，其中鈉的含量相對來說也是比較高的，這使得它也成為益智的鹼性食品之一。

5 米 奶

稻米是碳水化合物的良好來源，含有鎂、鉀、鋅、銅和 B 群維生素。米奶含有自然甜的味道，人們更多的是把它當成小吃來飲用。測試表明，米奶含有極少量的鈣，其熱量約相當於豆奶、燕麥奶和杏仁奶的一半，一杯米奶約含 1.6 毫克不飽和脂肪。

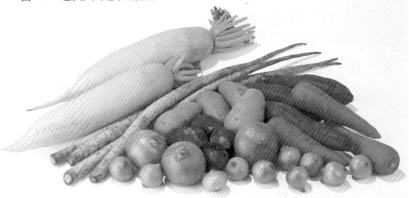

橘子屬酸性食品嗎？

雖然橘子吃起來感覺酸酸的，但卻是屬於鹼性食品的，因為前面說酸性和鹼性食品的區分時已經提到，這兩種類型的食品判別並不是簡單的以口感為主，而是根據它們被消化之後的礦物質殘渣溶液來判斷，溶液呈酸性就是酸性食品，溶液呈鹼性就是鹼性食品。

自古以來，橘子就是一種很受歡迎的水果，上至王公貴族，下至黎民百姓，對它都是偏愛有加，它還常常受到文人們的讚美。漢代《古詩》中有「委身玉盤中，歷年冀可食」的詩句，而唐代詩人張九齡也有「江南有丹橘，經冬猶綠林，豈伊地氣暖，自有歲寒心」的名句流傳於世。我們通常所說的橘子實際上是一類水果的統稱，這其中包括柳丁、柚子、廣柑、蜜橘等。

我們以 100 克樣品為例，看一看橘子食品中所含有的營養成分的比例。

鈣 24 毫克，鉀 55 毫克，鎂 10 毫克，鈉 4 毫克，鐵 0.2 毫克，鋅 0.8 毫克，維生素 A 66.7 微克，水分 88.8 克，維生素 B_1 0.09 毫克，蛋白質 0.5 克，維生素 B_2 0.1 克，磷 15 毫克，脂肪 0.2 克，維生素 B_6 0.01 毫克，糖類 10.2 克，維生素 C 31 毫克，纖維 0.4 克，灰分 0.3 克。

在水果中，橘子含有豐富的鈣、鉀、鈉、鎂和大量維

生素 A、維生素 B_1 和維生素 C，是典型的鹼性食物，可以消除大量酸性食物對神經系統造成的危害，適量常吃橘子可以使人精力充沛、智力提高、記憶力增強。

橘子中的鉀含量最為豐富，它可以增強孩子的記憶力，使疲勞的腦細胞得以更快地恢復，是腦組織疲勞的調節劑；它還可以提高計算能力、思維能力和開發智力，使孩子感到耳聰目慧、思路敏捷，而且精神緊張狀態也明顯緩和。

橘子中還含有較豐富的鐵和鋅。鐵質的功能是在紅細胞中輸送氧氣到身體各細胞。鐵質不足，可使腦部缺氧，會影響智力和記憶力。如果在腦部發育的階段，孩子攝取鐵質不足，可造成永久的智力和記憶力的損害。

另外，缺鐵還導致貧血，貧血又使得腦細胞接收不到充足的氧氣和營養物質，致使記憶力減退、思考能力下降。補鐵不僅能夠保障紅細胞中血紅蛋白擁有的氧氣含量，還能夠保證身體供氧。而鋅的含量直接影響一個人的記憶力，缺乏鋅會造成短暫的記憶力喪失的情況，使思考和學習出現障礙。

所以，對於成長中的少年兒童來說，橘子的益智作用非常明顯，它可以使孩子變得更加健康和聰明。

現代醫學研究發現，橘子富含維生素 A，有助於維護牙齒與骨骼生長、防止眼睛病變、增強免疫力。橘子維生素 C 含量較高，可避免黑色素沉澱，防止黑斑的產生，亦可防肌膚早衰起皺。常吃橘子，亦能阻止亞硝酸胺致癌因

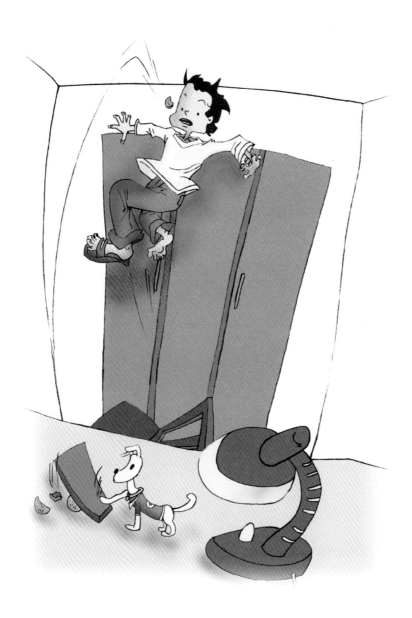

子的形成，有抗癌、防癌的功效，並可增加血管彈性。此外，橘子熱量不高，且富含纖維，可促進腸胃蠕動、排除腸道廢物。

中國傳統醫學認為，橘子果肉性寒，具有生津止渴、清熱潤肺、開胃理氣之效，能消暑、治胸膈結氣、嘔逆等。熱燥性疾患如痔瘡、便秘、牙周病、扁桃腺發炎等，常吃橘子可得到改善。橘子性微溫味苦，經曝曬或烘乾後研磨成粉末，具有理氣止痛之效。

乾的橘子皮也稱陳皮，性溫，味辛苦，含揮發性油脂，能刺激消化道、促進胃液分泌、幫助腸胃蠕動，有健胃、通便、祛風等功效，同時可抗炎症、抗潰瘍，有益於皮膚病的改善，利尿，並能擴張血管、增加血流量、增強微血管的彈性。

橘絡，性平味苦，可去體內穢氣；曬乾加水煎煮當茶飲，可舒氣化痰，緩解腹脹胸悶。橘子植株的嫩葉經曬乾便是橘葉，性平，味苦，風乾後以沸水泡飲可舒解壓力、利尿排毒、預防肝病，亦可改善咳嗽與胃腸脹氣。若將橘葉煮湯泡澡，可消除肌肉疲勞，浴後令人心曠神怡，容光煥發。

需注意的是，兒童若食橘太多，容易「上火」發生口瘡，舌尖紅腫潰爛，甚至發生咽喉炎、大便秘結。因此，兒童一次食量不宜過多。

在短期內食橘過多還會發生「橙黃病」。周身皮膚發黃，手掌、腳掌更為明顯，這種病無需特殊治療，可暫停

食橘並多喝開水以利排泄。這就提醒我們食橘也要適可而
止。

　　另外，吃橘子前後 1 小時內不可喝牛奶，以免牛奶的
蛋白質遇到橘子的果酸會凝固成不易消化的硬塊，造成腹
脹等不適。

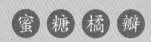

蜜　糖　橘　瓣

　　【原料】鮮金橘 2500 克，白糖 2000 克，食鹽 100
克，明礬 50 克。

　　【製法】金橘洗淨後，用小刀逐個劃破幾道口，浸
於用食鹽、明礬配製的水溶液中過夜，次日撈出瀝乾，
用水浸泡片刻，擠出核捏扁，再用清水浸泡 2 次，每次
2 小時，使鹽辣味盡去，選一合適容器，放一層金橘撒
一層白糖，用糖量約 1500 克；放置 5 日後倒入鍋中，再
加白糖 500 克，熬煮沸後改用溫火，待金橘吸足糖汁便
成，裝入瓷罐備用。

　　【功效】明目，醒腦，益智。

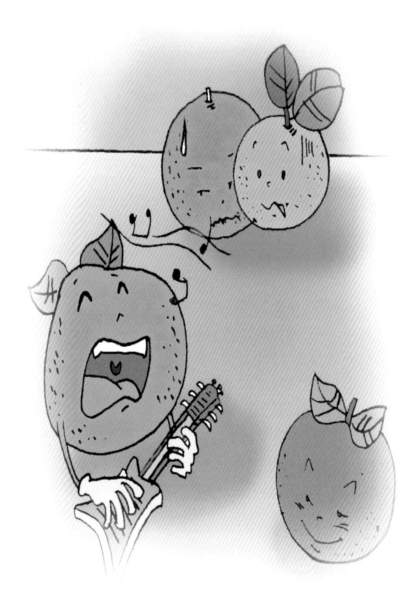

植物肉——豆製品

提起大豆，誰都不會陌生，因為它在我們的生活中實在是太普通了。也正是因為這個原因，它的巨大營養價值往往易被我們所忽視。

中國是大豆的原產地，被稱為「大豆之鄉」，5000 年前大豆就已成為中華民族五大作物之一。2500 多年前的《詩經》中就有「中原有菽，庶民採之」、「採菽採菽，筐之莒之」句。其中「菽」是古代黃豆的名稱。

隨著經濟的發展和生活條件的改善，營養和保健越來越受到人們的關注。各式各樣的保健品、滋補品風起雲湧，迅速佔領了藥店、超市的櫃檯。然而，就在我們身邊，大豆作為一種價廉物美、營養豐富、保健功能卓越的食物也開始受到人們的青睞。

下面，我們以 100 克樣品為例，看一看大豆食品中所含有的營養成分的比例。

鉀 737 毫克，鈉 2.2 毫克，鈣 120 毫克，鎂 199 毫克，鐵 8.2 毫克，錳 2.26 毫克，鋅 3.34 毫克，銅 1.35 毫克，蛋白質 35.1 克，脂肪 16.0 克，碳水化合物 15.5 克，膳食纖維 18.6 克，水分 10.2 克，灰分 4.6 克，胡蘿蔔素 220 微克，視黃醇當量 37 微克，硫胺素（維生素 B_1）0.41 毫克，核黃素（維生素 B_2）0.20 毫克，尼克酸（維生素 pp）2.1 毫

克，生育酚（維生素 E）18.90 毫克，磷 465 毫克，硒 6.16 毫克。

從上面的資料中我們不難看出，大豆中顯示鹼性的鉀和鎂的成分比例都相當大，這些微量元素對大腦和神經系統的保健作用是非常明顯的，在健腦益智方面佔有非常重要的地位。它們的存在，可以為人體創造一個好的弱鹼性環境，保證足夠的腦部營養供給，可使腦細胞正常地工作和運行，如果腦內缺少鉀和鎂，則大腦容易發生病態性異常興奮。

除去鉀和鎂之外，大豆中的鈣含量也是非常豐富的。而腦組織中的鈣含量又和人的智力發育有著非常密切的關係，如果有充足的鈣，就能夠使腦細胞正常地工作和運行，如果缺鈣，則往往發生病態性異常興奮，可能會引起嚴重的精神反應。所以，腦內鈣含量與孩子的注意力、記憶力有密切關係；缺鈣的孩子常表現為注意力不集中，容易疲勞，對外界環境的反應不靈敏，表現遲鈍。平時經常食用一些豆製品就可有效避免這類情況的出現。

此外，大豆含有多種健腦營養物質，其中有蛋白質、脂肪、糖類、鈣、維生素等。豆腐、腐竹所含谷氨酸的量比其他食品要多，這種谷氨酸是維持大腦活動的基礎物質，是人進行智力活動時不可缺少的重要營養物質。

豆製品中的鹼性元素也是參與大腦新陳代謝和構成腦細胞的重要物質。孩子經常食用豆製品能促進大腦功能、增強記憶力、改善思維和分析能力。

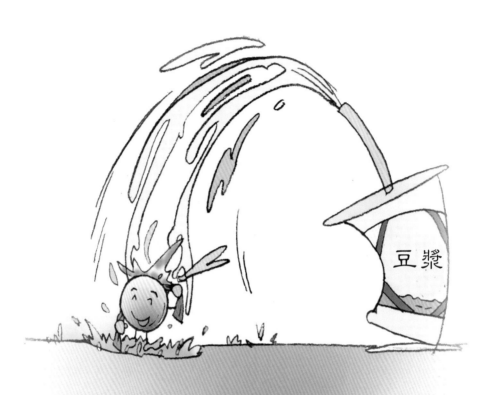

　　大豆中的多種成分都是有很好的保健作用，比如大豆
多肽是比氨基酸更易被人體吸收的短鏈氨基酸。人體攝取
大豆蛋白質後，經消化道酶的作用，主要以肽的形式吸
收，比氨基酸更易吸收利用，食用不會產生過敏等情況。

國外學者認為大豆中的皂甙有防止體內過氧化脂質的生成和降低血中膽固醇含量的作用。還能抑制體內的脂肪吸收，並促進中性脂肪分解。大豆中含有優質蛋白質，脂肪中含有不飽和脂肪酸的成分。

日本被列為世界長壽國，日本人膳食中的蛋白質以大豆為主，這也許是長壽因素之一。因此，已開始有人研究採用大豆作為減肥食品。

國內學者則指出，大豆製品含有五種可阻斷致癌物質生成的抑制物，對防癌有很大好處。尤其是大豆中所含的鉬對食管癌的生長有明顯抑制作用。

傳統中醫理論認為：大豆性平味甘、健脾寬中、潤燥利水、益氣養血、清熱解毒、健脾生乳、排膿消腫、通便鎮痛，是治療虛勞內傷、消渴水腫、溫熱傷寒等疾病的佳藥，且無任何副作用。

大豆的吃法很多，炒、煎、油汆、醬炒、燒筍乾、煮肉等味道均佳，也可加工成各種豆製品，如豆腐、腐乳、豆腐乾、百葉、油豆腐、腐竹、素雞等，也可製成豆漿、豆奶等。當然，大豆中也存在胰蛋白酶抑制劑、凝血素、腸胃產氣因子等抗營養成分，充分加熱後基本能去除。

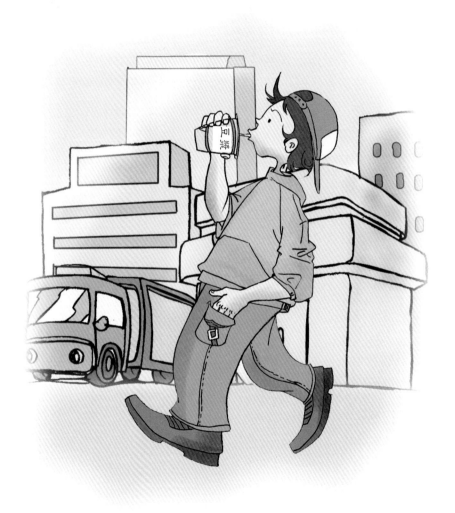

良藥佳蔬──海帶

海帶是一種很受歡迎的食品，大家都不會陌生。關於它，有據可查的歷史可以追溯到 2000 多年前了。晉代葛洪的《肘後方》中就有「海藻酒方」的記載，而宋代的《嘉祐本草》還記載著海帶的藥用。

海帶又叫馬藺、海草、昆布。它營養豐富，尤其富含礦物質，此外，還含有大量的纖維素。海帶中含有褐藻酸鈉鹽，有預防白血病和骨腫瘤的作用。海帶還能預防心血管疾病、肝病等。因此，也有人把海帶稱為海水裏的「綠哈達」。

下面我們以 100 克樣品為例，看一看海帶中所含有的營養成分的比例。

鈣 348 毫克，鉀 761 毫克，鈉 327.4 毫克，鎂 129 毫克，鐵 4.7 毫克，鋅 0.65 毫克，硫胺素 0.01 毫克，蛋白質 1.8 克，核黃素 0.1 毫克，脂肪 0.1 克，煙酸 0.8 毫克，碳水化合物 17.3 克，錳 1.14 毫克，膳食纖維 6.1克，維生素 E 0.85 毫克，維生素 A 40 微克，銅 0.14 毫克，胡蘿蔔素 4.2 微克，磷 52 毫克，視黃醇當量 70.5 微克，硒 5.84 微克。

相對於其他一些蔬菜水果來說，海帶中的鎂含量是很豐富的。而鎂是調節大腦在學習方面和記憶等方面的接受功能的主要因素。尤其對正在成長過程中的少年兒童來

說，更是如此。

在腦脊液中保持適量的鎂元素對塑造神經元的神經連接起了關鍵的作用，是學習和記憶最重要的環節。長期缺乏鎂會導致焦慮症、過敏、注意力不集中等一系列問題。實驗表明，適量補充鎂之後，兒童的記憶力、思維能力和認知能力都會有很大的改善和提高。

另外，海帶還含有豐富的人體必需的礦物質，如磷、鈉、鉀、鈣、碘、鐵、硅、錳、鋅、鈷、鉬等，海帶中至少含有 60 多種營養成分，僅此一點，足應對它刮目相看了，而且有些是陸生蔬菜所沒有的物質，而且它還含有豐富的硫磺酸，對保護視力和兒童大腦發育有重要的作用。

現代醫學研究發現，以海帶為主藥製成的糖漿，治療呼吸道感染有明顯的化痰作用；海帶中的葉綠素、鐵、鈷、砷可作為補血的輔助劑；海帶澱粉硫酸脂為多糖類物質，有降血脂功能，並可防止肥胖；海帶中的甘露醇是很好的脫水劑，對急性腎功能衰竭、腦水腫、急性青光眼有一定療效；從海帶中提取的某種成分，對結核桿菌有抑制作用；褐藻酸鈉鹽有預防白血病和骨痛病的作用，甚至對動脈出血也有一定的止血效果。

中國傳統醫學對海帶的藥用價值非常重視。那時的大夫普遍認為海帶有補心、行水、消痰、軟堅、消癭瘤結核（即甲狀腺腫大及淋巴結核）的功效。人若長期缺碘，兒童期可產生大腦和性器官發育不良，身體矮小，智力遲鈍，形成所謂「呆小病」，成人會發生「大脖子病」（甲

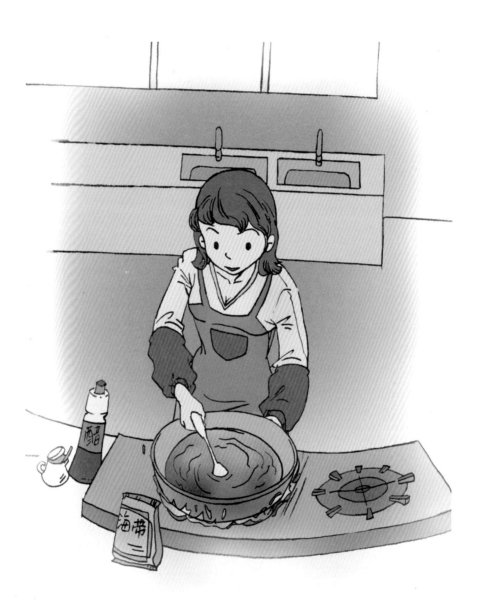

狀腺腫大）。一般成人每天攝入 150 微克碘就可滿足身體需要了，這只要常吃一點海帶就能夠補充，也就可以保證孩子的智力正常發育。

海帶中的鈉、鎂、鉀、鐵、鈷、磷、甘露醇和維生素 B_1、維生素 B_2、維生素 C 等多種物質，這些營養物質對美髮皆大有裨益。因此，常吃海帶，對補充腦部營養，對頭髮的生長、潤澤、烏黑、光亮都具有特殊的功效。

海帶的食用方法很多，可以燉食、紅燒、涼拌、炒食、蒸食、配湯等。而以海帶為主料的食品在日本最受歡迎，品種也最多，如調味海帶、粉末海帶、海帶鬆、海帶醬、海帶糖、海帶茶、海帶糕、海帶饅頭、海帶炒麵等。日本人視海帶為長壽菜。

目前市場上銷售的海帶比較常見的有三類：鹽乾、淡乾及濕海帶（如海帶絲之類）。鹽乾或淡乾海帶在烹飪前應先用水泡洗，因海帶中含砷量較高，每千克可達 35～50 毫克，大大超過國家食品衛生標準（0.5 毫克／千克），用水漂洗，使砷溶於水，再浸泡 12～24 小時，並勤換水，這樣砷的含量就會降到安全標準。另外，海帶在燒製過程中常常不易軟化，加一些醋就容易軟化。

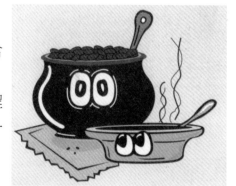

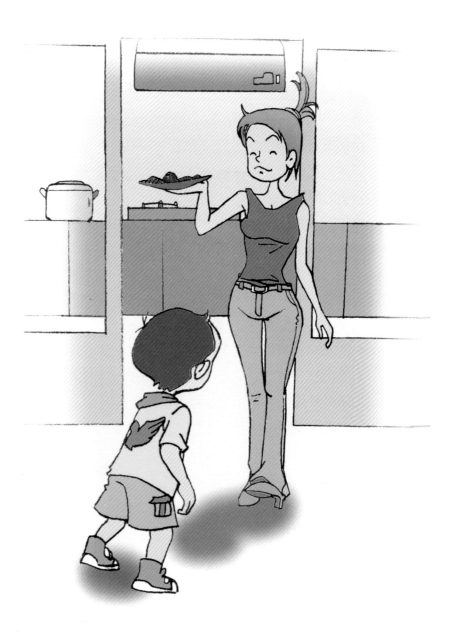

補腦益智的堅果——核桃仁

核桃既可以做食品，又可以玩耍，常見孩子或老人手中拿著兩三個轉動於手掌之中，自得其樂，讓人油然而生一種親切的感覺。

核桃又名胡桃，原產於中近東，與扁桃、腰果、榛子是世界四大乾果，漢時張騫出使西域帶回，至今已有 2000 多年歷史。中國主要產區是華北和西北，著名品種有石門核桃、武安核桃、新疆核桃、汾州核桃。

下面我們以 50 克樣品為例，看一看核桃中所含有的營養成分的比例。

鈣 67 毫克，鉀 403 毫克，鎂 139 毫克，鈉 7.2 毫克，鐵 3.6 毫克，鋅 2.39 毫克，銅 1.29 毫克，硫胺素 0.21 毫克，蛋白質 17.8 克，核黃素 0.17 毫克，脂肪 61.3 克，煙酸 1.26 毫克，碳水化合物 9.9 克，維生素 C 1.2 毫克，錳 3.64 毫克，膳食纖維 9.7 克，維生素 E 47.3 毫克，維生素 A 6.4 微克，胡蘿蔔素 3.2 微克，磷 316 毫克，視黃醇當量 6.2 微克，硒 4.94 微克。

核桃中的鉀含量非常高，尤其是乾核桃，這對於體內鹼性環境的形成是非常有利的。它可以淨化血液，清除血管壁雜質，提高大腦功能；還可以鬆弛大腦和神經系統的緊張狀態，消除疲勞，改善神經系統功能，舒緩腦部神經。

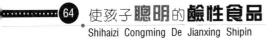

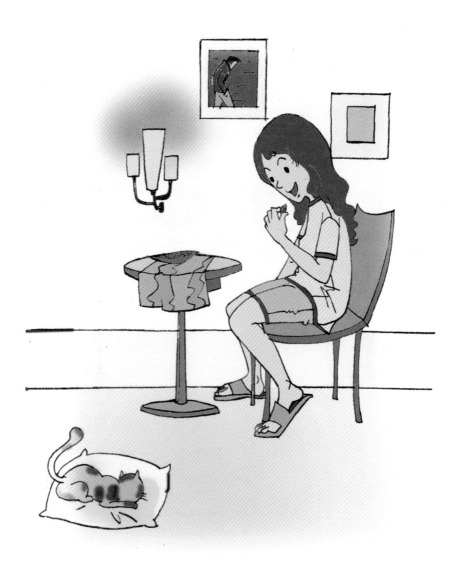

　　自古以來，人們就認為核桃形似人腦，能健腦益智，現存中國最早的藥學專著《神農本草經》說它「食之令人肥健，填腦髓」。據現代研究顯示，核桃肉中含有豐富的多種微量元素，這對益智和延緩大腦衰老有積極作用。因此傳統醫學和現代醫學都證明它是補腦益智的佳品。

　　另外，核桃中含有大量的維生素，對於治療神經衰弱、失眠症，鬆弛腦神經的緊張狀態，消除大腦疲勞效果很好。

　　所以，核桃有健腦益智、溫肺、補腎、益肝、強筋、壯骨的功效。吃核桃可滋養血脈、增進食慾，對神經衰弱、記憶力衰退有很好的療效。頭暈耳鳴、腰膝酸痛、健忘失眠等症狀，是長期從事腦力勞動者經常出現的症狀，主要是屬於神經衰弱症。對這類病症，核桃乃是藥食相容的佳品之一，它可以很好的增強腦細胞的活力，進而提高人的記憶力和思考能力，並能完善和加強人體的其他功能。

　　現代醫學認為，鋅、錳是人體不可缺少的微量元素。如鎘可使血壓增高，鋅可抵消鎘有害健康的作用，鉻有促進葡萄糖的利用和膽固醇排泄、保護心血管的作用，核桃仁中含有上述微量元素，常食對促進健康確有裨益。

　　《本草綱目》稱，核桃可「補氣養血，潤燥化痰，益命門，利三焦，溫肺潤腸，治虛寒喘咳，腰足重痛」。宋代《開元本草》載：核桃「食之令人肥健，潤肌，鬚髮黑」。核桃營養豐富。核桃仁內含蛋白質 16%，脂肪 64%，還含有維生素 A、維生素 E、維生素 B_2、煙酸，以及鈣、磷、鐵、鋅、錳、鉻等人體必需的營養物質。

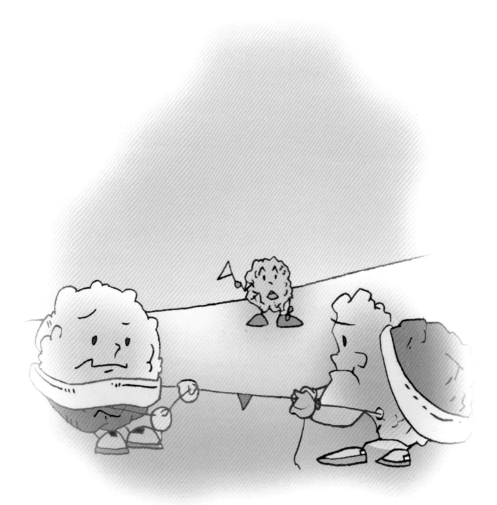

核桃有很好的食療效果。既可煎湯服，也可收入丸劑、散劑內用。據臨床百例觀察，泌尿系統各類結石，一般在服藥後 7 天，即可一次或多次排出。將核桃仁用食油炸至枯，以此油滴耳，可消外耳道癤腫。患皮炎、濕疹和燒傷者，將核桃仁用食油炸枯後，研細末，敷患處。一般家常進補，核桃仁用淡鹽水炒，或加食糖做成核桃糖，隨時食用。對老年虛弱、久嗽不止、動則氣短者都有很好療效。核桃仁與人參煎湯服，或放入口中慢慢嚼食，有很好的平喘止咳作用。

理想的營養食品——長生果

長生果就是我們平時所說的花生或者叫做落花生。它之所以被人們稱為長生果是因為含有滋補益壽之功和很多的藥療功效。長生果主要類型有普通型、多粒型、珍珠型、蜂腰型四類。

下面我們以 100 克樣品（仁）為例，看一看花生中所含有的營養成分的比例。

鈣 39 毫克，鉀 587 毫克，鎂 178 毫克，鈉 3.6 毫克，鐵 2.1 毫克，鋅 2.5 毫克，硫胺素 0.72 毫克，蛋白質 24.8 克，核黃素 0.13 毫克，脂肪 44.3 克，煙酸 17.9 毫克，碳水化合物 16.2 克，維生素 C 2 毫克，錳 1.25 毫克，膳食纖維 5.5 克，維生素 E 18.09 毫克，維生素 A 5 微克，銅 0.95 毫

克，胡蘿蔔素 2.3 微克，磷 324 毫克，視黃醇當量 6.9 微克，硒 3.94 微克。

可以看出，作為鹼性食物的花生，鉀和鎂的含量都是非常驚人的，是一些蔬菜或水果的十幾倍乃至幾十倍、上百倍。這對於人體內鹼性益智環境的形成作用是絕對不容忽視的。只要適量的食用就可以在體內形成一個良好的弱鹼性環境，這對於腦細胞的生長和發育來說都是非常重要的。

充足的鉀、鎂含量可以有效保障腦部營養供給，使腦細胞正常地工作和運行，從而避免了大腦發生病態性異常興奮及可能引起的嚴重精神反應，這對孩子保持旺盛的精力、提高注意力和記憶力都是非常重要的。

所以，在日常飲食中適量加入花生作為食譜，可以有效避免或改善注意力不集中、記憶力較差、智力欠佳、神經緊張、脾氣急躁、煩躁不安等症，對情緒不穩定而造成的健康問題也有很好的輔助療效。

每 100 克花生仁中，蛋白質含量是瘦豬肉的近 2 倍，肥豬肉的 10 多倍；脂肪含量是瘦豬肉的 1.4 倍，瘦牛肉的 7.6 倍。花生中的鈣的含量也相當豐富，比瘦豬肉和牛肉高近 1 倍。此外，它還含豐富的糖、磷、卵磷脂、膽鹼以及維生素 A、維生素 B、維生素 E、維生素 K。所以，有人稱花生為「素中之葷」。

花生中含有十幾種人體所需的氨基酸，比例也較為適當，其中賴氨酸含量比大米、白麵、玉米高，利用率可高達 98％左右。科學研究發現，賴氨酸可提高兒童智力，可

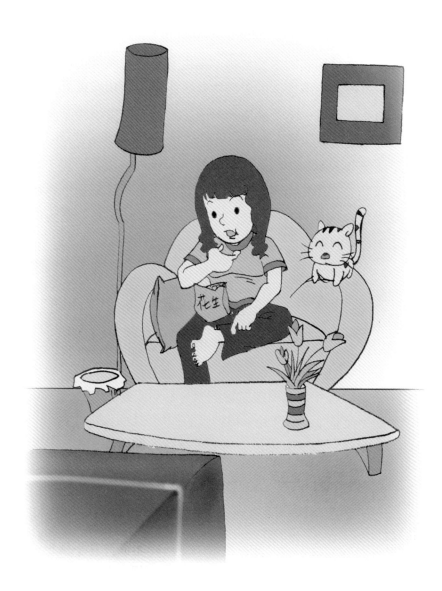

防止衰老。花生蛋白中的谷氨酸和天門冬氨酸可促使腦細胞發育和增強記憶力。花生中含有的兒茶素，也具有很強的抗老化功能。

花生是補腦的重要食物，花生所富含的卵磷脂和腦磷脂是神經系統所需要的重要物質，能延緩腦功能衰退，抑制血小板凝集，防止腦血栓形成，常食花生可改善血液循環、增強記憶、延緩衰老。

此外，花生中還富含亞油酸等多種不飽和脂肪酸，有保護腦血管和降血脂作用，而且花生含谷氨酸較高，能夠幫助促進腦細胞代謝，經常吃鮮花生具有有效的健腦作用，可以明顯提高記憶力和腦組織的工作效率。

現代醫學研究則顯示，花生還有降壓、止血和降低膽固醇的作用。另外，花生含的脂肪油中主要是油酸、亞油酸、棕櫚酸、硬脂酸、花生酸等。在植物性油脂中，花生油對清除人體血液中「不良膽固醇」的功能遠較粟米油為高。所謂「不良膽固醇」是指低密度脂蛋白中的膽固醇，這種物質過多會沉積在血管壁上，易形成動脈硬化等心血管病，而花生油有清除這種物質的作用，故對健康有益。

在傳統醫學中，花生的重要保健作用一直受到重視。清初醫學家趙學敏的《本草綱目拾遺》也記載花生有「悅脾和胃、潤肺化痰、滋養調氣、清咽止瘧」等功效；張璐的《本經逢原》說花生可以健脾胃，飲食難消者宜食之。中醫認為，花生味甘氣香性平，適用於治療營養不良、脾胃失調、咳嗽痰喘、乳汁缺乏等症。

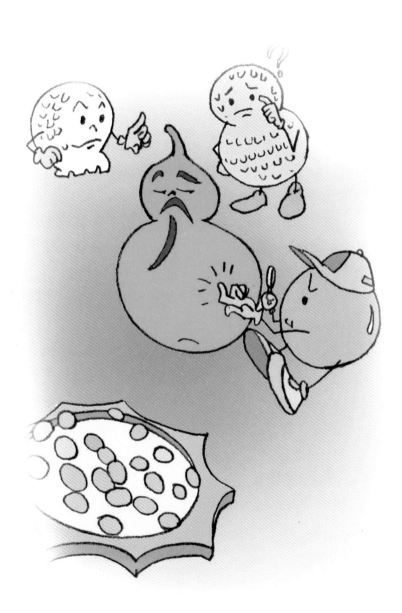

說　菠　菜

　　「菠菜是個寶，健康離不了」。從這句俗語中就不難看出，菠菜是深受人們喜愛的蔬菜之一，因為對大腦的智力開發有很好的補益作用，所以，也被人們稱作「營養腦黃金」。

　　菠菜葉肉厚軟，碧綠青翠，是名副其實的「蔬中上品」。我國不少地區一年四季均見於市場，是餐桌上的常蔬。

　　下面我們以 100 克樣品（脫水）為例，看一看菠菜中所含有的各種營養成分的比例。

　　鈣 411 毫克，鉀 919 毫克，鎂 183 毫克，鈉 242 毫克，銅 2.08 毫克，鋅 3.91 毫克，硫胺素 0.2 毫克，蛋白質 6.4 克，核黃素 0.18 毫克，脂肪 0.6 克，煙酸 3.9 毫克，鐵 25.9 毫克，碳水化合物 63 克，維生素 C 82 毫克，錳 1.61 毫克，膳食纖維 12.7 克，維生素 E 7.73 毫克，維生素 A 598 微克，胡蘿蔔素 8.1 微克，磷 222 毫克，視黃醇當量 9.2 微克，硒 7.02 微克。

　　看看上面的這些資料就會發現，在菠菜中，代表鹼性的鈣、鉀、鈉、鎂的含量都是非常高的，這對在人體內形成一個適當的鹼性環境很有利，而對大腦的智力發育也就可想而知了。

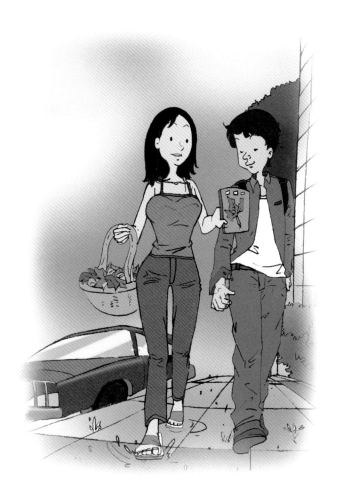

　　菠菜中鎂的含量很豐富。而鎂和各種維生素能夠增強中樞神經系統的功能，可以促進兒童的智力發育，使疲勞的腦細胞更快的恢復，是腦力疲勞的最好恢復劑。此外，它們還可以提高思維能力、識別能力，使孩子思路敏捷、

精力旺盛，而且精神緊張狀態也明顯緩和。這對於孩子保持健康的腦狀態，並最終促使智力的良好發育是很有幫助的。

菠菜不僅含有維生素 A、維生素 C，尤為重要的是它含有對大腦記憶功能有益的維生素 B_6 和維生素 B_{12}。缺乏維生素 B_6 和維生素 B_{12} 會出現神經炎、神經傳導受阻，出現健忘和不安症狀等；此外，菠菜中還含有葉綠素和鈣、鐵、磷等礦物質，也具有健腦益智作用。

菠菜具有極強的抗氧化能力，有助於減緩由於年齡增長造成的認知障礙和中樞神經系統功能減退。而且，菠菜還含有一種十分重要的維生素——葉酸。孕婦多吃菠菜有利於胎兒大腦和神經的發育，可以在孩子未出生之前就為大腦的生長發育打下良好的先天基礎。

每 100 克菠菜中含胡蘿蔔素（維生素 A 原）達 3.8 毫克，維生素 C 達 39 毫克。前者同胡蘿蔔相媲美，後者高於番茄，這是其他蔬菜望塵莫及的。經常在暗室裏工作和喜歡看書、看電視的人，多吃些菠菜確有裨益。對正處在學習期的兒童來說是非常有好處的。

據研究，菠菜還含有大量的水溶性纖維素，現代營養學理論認為，經常攝食纖維素有利於排出腸道中的毒素物質，所以便秘的人應多吃菠菜以利於潤腸和通便。

菠菜不僅味美，還有一定藥用價值。中藥研究人員認為：菠菜有生血作用，故血虛者可常食菠菜。菠菜中還含較高的天然核黃素（維生素 B_2）與硫胺。冬令季節氣候乾燥，人們大多待在室內，極易感染病毒而患口角炎，經常

吃些新鮮菠菜，可以防治此病。《本草綱目》中說：「菠菜甘、冷、滑、無毒。利五臟，通胃腸熱，通血脈，利胸膈，下氣調中，止渴潤燥，根尤良。」所以，菠菜除供給人體必需的營養成分外，在治療疾病方面也有其「一技之長」。

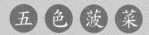

五色菠菜

【原料】菠菜 350 克，雞蛋 2 個，熟火腿 25 克，冬筍 25 克，水發木耳 25 克，香油 20 克，精鹽 7 克，味精 2 克，薑末 4 克。

【製法】①將菠菜擇洗乾淨，放入沸水鍋內稍燙一下，撈入冷開水內投涼，擠去水分，切成黃豆大小的丁，放在盤內，備用。

②將冬筍加水煮熟；木耳清洗乾淨，放入開水鍋內汆熟。將 2 個雞蛋打入碗中，加少許精鹽、味精攪勻，用小火蒸成蛋羹，然後與火腿、冬筍、木耳一起，均切成黃豆粒大小的丁。

③將菠菜、蛋羹、火腿、冬筍、木耳一起，加入精鹽、味精拌勻。薑末用熱香油炸一下，倒入菠菜裏，拌勻裝盤即成。

【功效】明目健腦，清熱取火。

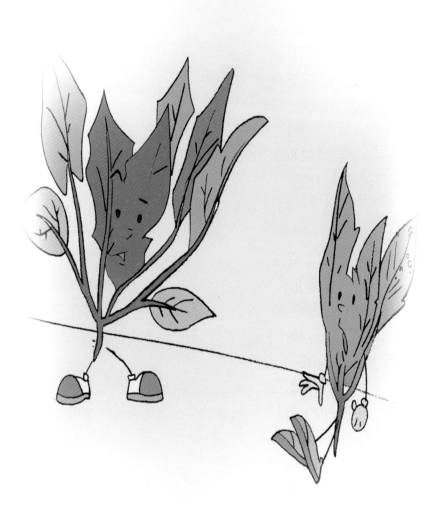

話 捲 心 菜

捲心菜又名包菜、大頭菜、椰菜等，學名叫「結球甘藍」。這是我們日常生活中很常見、也很容易被忽視的一種蔬菜。捲心菜之所以被人們忽視，與它淡而無味的口感不無關係。其實，這是烹飪方法單一所造成的。只要處理得當，捲心菜也可以做出色香味俱全的食品來。

下面我們以 86 克樣品為例，看一看捲心菜中所含有的各種營養成分的比例。

鈣 49 毫克，鉀 124 毫克，鎂 12 毫克，鈉 27.2 毫克，鐵 10.6 毫克，銅 0.04 毫克，鋅 1.25 毫克，硫胺素 0.03毫克，蛋白質 1.5 克，核黃素 0.03 毫克，脂肪 0.2 克，煙酸 0.4 毫克，碳水化合物 3.6 克，維生素 C 40 毫克，錳 0.18 毫克，膳食纖維 1 克，維生素 E 0.5 毫克，維生素 A 12 微克，胡蘿蔔素 0.5 微克，磷 26 毫克，視黃醇當量 93.2 微克，硒 0.96 微克。

鈣、鎂、鈉的存在，可以使捲心菜為人體創造一個好的弱鹼性環境，這對兒童的智力發育都是非常有幫助的。它們可以保證足夠的腦部營養供給，可使腦細胞正常地工作和運行，如果腦內缺少鈣和鎂，則往往發生病態性異常興奮，在這樣的條件下，即使是很弱的外界刺激，也會引起較嚴重的精神反應。所以，人體內這幾種元素的含量與

孩子的注意力、記憶力有密切關係，缺鈣的孩子多有注意力不集中、記憶力較差、反應遲鈍等症狀。

捲心菜中的鐵含量是很豐富的，腦中 1／3 的鐵主要存在於神經膠質細胞及微膠質細胞的鐵蛋白中。鐵在腦中有最大氧化代謝能力，在腦中的濃度，僅次於肝臟。鐵缺乏對神經遞質受體影響較大，並容易造成行為上的異常。

缺鐵對認知行為也有影響，嬰幼兒缺鐵時，注意力集中時間短，智商低，思想有時紊亂，甚至認知能力都會受到影響。

另外，捲心菜中鋅的含量也不少。在胎兒時期及出生早期缺乏鋅時，腦重減輕，腦中核糖核酸、脫氧核糖核酸及蛋白質減少，影響小腦的生長發育，並改變以後的行為。鋅缺乏可以引起神經精神方面的損害，營養不良的兒童補充鋅或其他必需營養素時，可改善精神行為方面的異常，可以提高孩子的智力水準。

每 100 克捲心菜中，維生素 C 的含量是番茄的 3.5 倍，鈣的含量是黃瓜的 2 倍。每 100 克捲心菜含維生素 C 高達 60 毫克，可與柑橘媲美；維生素 P 的含量僅次於芹菜和菠菜，在蔬菜中也名列前茅。捲心菜還有較多的微量元素鉬和錳，是人體製造酶、激素等活性物質所必不可少的原料。它能促進人體物質代謝，十分有利於兒童生長發育。其含量豐富的維生素 C 能增強機體抗癌抗病能力。

現代醫學研究顯示，捲心菜汁防止酒醉極為有效；捲心菜內的果膠、纖維素能結合並阻止膽固醇、膽汁酸的吸

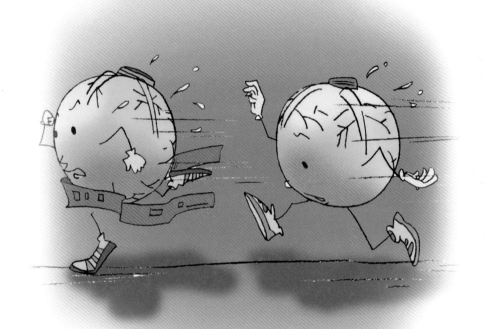

收，加速食物通過腸道，這對動脈硬化、膽石症患者均有裨益，且有防癌作用；據資料介紹，捲心菜汁可降血壓。另外，捲心菜中還含維生素 B_1、維生素 B_2、維生素 B_6 和必需的氨基酸、葉酸以及能阻止碳水化合物轉變成脂肪的丙醇二鹼。

傳統醫學認為捲心菜性味甘、溫、無毒。具有利腸胃，寬胸除煩，解酒，消食下氣之功。

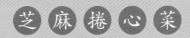

芝 麻 捲 心 菜

【原料】芝麻 100 克，捲心菜嫩心 350 克，精鹽、味精、花生油各適量。

【製法】①將芝麻去雜質，淘洗乾淨，放入鍋內，用小火慢慢炒，當炒至芝麻發香時，出鍋晾涼，碾壓成粉屑狀。捲心菜心洗淨，切成小段。

②炒鍋上火，放入花生油燒熱，先投入菜心炒 1 分鐘，後加入精鹽，再用旺火炒至菜心熟透發軟，放入味精拌勻，起鍋裝盤，撒上芝麻屑，拌勻即成。

【功效】明目醒腦，舒緩神經。

巴 黎 捲 心 菜

【原料】捲心菜 1 棵，蔥頭 1 個，香葉 1 片，香芹 1 棵，百里香粉 5 克，大蒜頭 2 瓣，火腿 150 克，黃油 50 克，白色調味汁 50 克，雞清湯 150 毫升。精鹽、胡椒粉各適量。

【製法】①捲心菜切成 4 塊，剝去外層老葉，焯 6 分鐘，撈出，控去水分，再切成大塊。

②黃油入平底鍋，加入蔥頭片，旱芹塊，翻炒 5 分鐘，倒入捲心菜，改小火，加大蒜瓣、雞清湯、香葉、香芹、百里香粉，用小火煮 15 分鐘。

③捲心菜絞成菜泥後，加入湯裏，倒入白色調味汁，加鹽、胡椒粉。

④火腿切成薄片後，放入湯內，加入香芹片、烤麵包片，即可。

【功效】明目，益智。

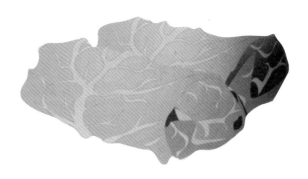

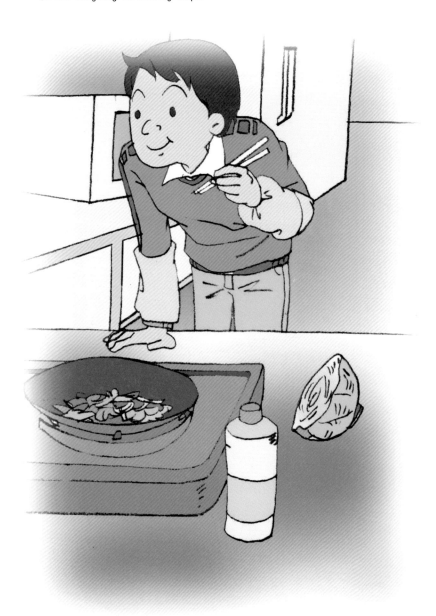

談 四 季 豆

豆花初放晚涼凄，碧葉陰中絡緯啼。
貪與鄰翁棚底話，不知新月照清溪。

——明代王伯稠

　　上面這首詩中所讚美的豆花就是指四季豆的花朵了。
四季豆的祖籍是印度和印尼，傳到中國已有 1700 多年歷
史。扁豆的名稱相當繁雜，《唐本草》稱「扁豆」，《本草
綱目》稱「沿籬豆」、「蛾眉豆」此外，還有「南扁
豆」、「羊眼豆」、「膨皮豆」、「茶豆」、「南豆」、
「小刀豆」、「樹豆」、「藤豆」等許多稱謂。

　　下面我們以 100 克樣品為例，看一看四季豆中所含有
的各種營養成分的比例。

　　鈣 42 毫克，鉀 123 毫克，鎂 27 毫克，鈉 8.6 毫克，鐵
1.5 毫克，鋅 0.23 毫克，銅 0.11 毫克，硫胺素 0.04 毫克，
蛋白質 2 克，核黃素 0.07 毫克，脂肪 0.4 克，煙酸 0.4 毫
克，碳水化合物 4.2 克，維生素 C 6 毫克，錳 0.18 毫克，
膳食纖維 1.5 克，維生素 E 1.24 毫克，維生素 A 35 微克，
胡蘿蔔素 0.6 微克，磷 51 毫克，視黃醇當量 91.3 微克，硒
0.43 微克。

　　四季豆中的鈣和鎂的含量都很多，屬於鹼性食品，具

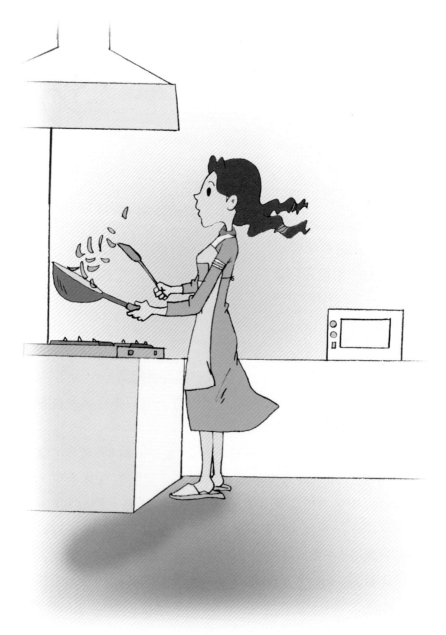

有明目醒腦的作用。這其中又以鉀的含量最多。它也是腦細胞的重要構成物質，參與人體神經興奮性的傳導；可以有效補充大腦中營養的缺失和增強細胞的新陳代謝，這些對於孩子的大腦發育和智力提升有著非常直接的補益作用。所以，在日常食譜中適當加入四季豆可以有效促進孩子的智力發育，起到促進大腦功能、增強記憶力、思維能力、分析能力、識別能力的作用。

現代醫學實驗發現，四季豆有降低血糖和血清膽固醇的效果。

傳統醫學認為，四季豆性味甘、平。有健脾和中、清暑化濕之功用，可治脾胃虛弱、反胃吐冷、久瀉不止、食積痞塊、小兒疳疾等。

若食用不當的話，四季豆會引起中毒。中毒者主要表現為噁心、嘔吐、腹痛、腹瀉等胃腸道症狀。預防四季豆中毒，行之有效的方法就是一定要將四季豆煮熟、煮透後再食用，這是由於四季豆中所含的有毒物質經高溫後被破壞而失去毒性。

四季豆雖不起眼，但若善加烹調也能做出許多膾炙人口的美味佳餚來。如「油炸醬四季豆」、「蘑菇燜四季豆」、「番茄燜四季豆」等。閩菜「四季豆花生羹」，川菜「酥四季豆泥」都獨具風味。至於浙江的「鳳凰四季豆」更是名揚海內，享有盛譽。

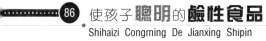

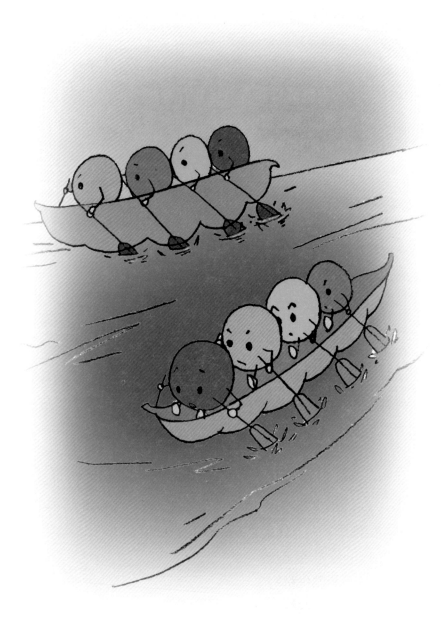

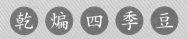

【原料】四季豆 500 克，絞肉 200 克，蝦米 2 大匙，榨菜末 3 大匙，蔥末、薑末各 1 大匙，油 3 大匙，黑醋 1 大匙，醬油 2 大匙，糖 1 小匙，水 2 大匙，味精少許。

【製法】①四季豆摘去兩端硬筋，洗淨、瀝乾水分，入油鍋中炸至略呈淺褐色時，取出瀝乾油漬。蝦米泡軟、剁碎。

②起油鍋，用 3 大匙油將蔥末、薑末、蝦米、榨菜末炒香後，再把絞肉下鍋炒散，倒入四季豆及調味料拌炒至湯汁收乾，淋下黑醋拌勻，即可起鍋。

【功效】去火，益智，健腦。

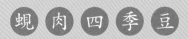

【原料】鮮蜆肉 150 克，四季豆 150 克，紅蘿蔔 10 克，生薑 10 克，花生油 30 克，鹽 10 克，味精 12 克，白糖 3 克，濕生粉適量，麻油 5 克，紹酒 10 克。

【製法】①蜆肉洗淨、抹乾水分，四季豆切小段，紅蘿蔔切丁，生薑切片。

②燒鍋下油，放入生薑片、四季豆、鹽，煸炒入味至八成熟。

③四季豆炒至八成熟時，再下蜆肉、味精、白糖炒至入味，用濕生粉勾芡，翻炒幾次，淋入麻油即可。

【功效】益智，增加腦活力。

*番茄*的妙用

　　番茄俗稱西紅柿，對於大多數人來說，價格適中，營養豐富，實在是一種不可多得的美味。番茄最早產於美洲，後傳入我國。以其汁多味美深受廣大人們的喜愛，是夏秋季節飯桌上的佳品。

　　下面我們以 100 克樣品為例，看一看番茄食品中所含有的各種營養成分的比例。

　　鈣 10 毫克，鉀 210 毫克，鎂 12 毫克，鈉 9 毫克，鋅 0.2 毫克，鐵 0.3 毫克，維生素 A 84.2 毫克，水分 92.9 克，維生素 B 10.02 毫克，蛋白質 0.9 克，維生素 B 20.02 毫克，磷 20 毫克，脂肪 0.2 克，維生素 B_6 0.06毫克，糖類 5.5 克，維生素 C 21 毫克，纖維 0.6 克，灰分 0.5 克 。

　　番茄中鉀的含量非常大，和一些其他家常蔬果相比，可高達數倍，它和鈉、鈣、鎂共同構成了一個適宜的成分比例，可以在人體內營造一個很好的鹼性環境，這對於腦細胞的營養提供有很好的作用，另外，鎂和鈣的含量在番茄中也是非常豐富的。這些對於兒童的智力開發都有很好的效果。

　　鉀和鎂的存在，可以進一步影響脂質合成，可消除酸性食物對神經系統造成的危害，幫助細胞膜的更新和修復，保障神經髓鞘的完整性。鉀和鎂不僅可以改善記憶功

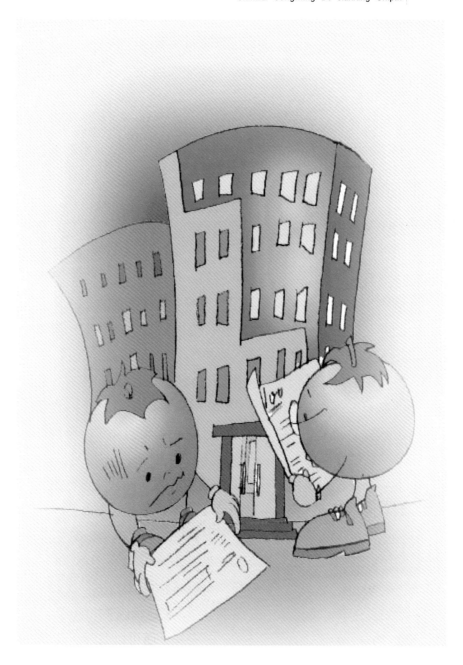

能，提高反應能力，還能防止記憶力減退。鈣則可以補充腦部營養，增強腦血管功能，增加腦細胞活力，提高記憶力。

現代醫學研究發現，茄紅素營養成分不受加工過程之高溫的影響，故無需只吃生鮮番茄，罐裝果汁或番茄醬也含有茄紅素。

另外，茄紅素有助消化、利尿及抑制細菌生長之功能，為優良之抗氧化劑，能使自由基在造成傷害前即可失去作用，抗癌效果為 β 胡蘿蔔素的兩倍。

傳統醫學認為，番茄味甘酸、性微寒歸經，具有清熱解毒、健胃消食、保肝降壓、消暑止渴、增進食慾、防止肥胖之作用。可改善高血壓、牙齦出血、胃熱口苦、發熱煩渴、中暑等症，乃是防治機體老化、潤肌美膚之聖品。

番茄雖好，但是在食用時也有些需要注意的地方。比如體質較寒涼、血壓低、冬季手腳易冰冷者，應熟食番茄。番茄亦不宜與牛奶同食。未成熟之青番茄，含有會造成人體中樞神經麻痺之過敏物質，要特別注意。

另外，空腹吃太多生番茄易與胃酸起化學反應，生成難以溶解之塊狀物，導致胃脹、胃痛、胃不適等症狀，所以，兒童吃的時候應該適量，不能肆意食用。

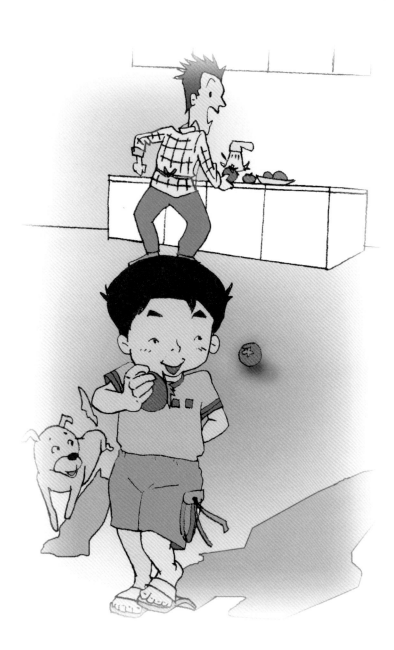

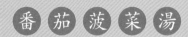

番茄菠菜湯

【原料】菠菜 80 克，胡蘿蔔 80 克，番茄（大粒）1個。

【製法】①胡蘿蔔去皮刨絲、菠菜洗淨切碎、番茄洗淨切小塊。

②蘿蔔與番茄先下鍋，加水 750 毫升，滾後小火煮 3 分鐘，再放入菠菜，酌加鹽調味，稍煮 1 分鐘即可。

【功效】甘甜可口，健腦益智，清熱解火

對洋蔥當刮目相看

作為一種蔬菜，洋蔥可以稱得上是壽星了。它原產於東南亞，在中國就已有 5000 年的歷史。在歐美地區，洋蔥被譽為「蔬菜皇后」。對西方人來說，「一日不見洋蔥，整天情緒不佳。」

洋蔥營養價值極高，自古以來就受到人們的重視。隨著醫藥和生物化學研究的發展，洋蔥越來越博得人們的青睞，它對人體的營養、醫療和保健作用已被科學證實，是一種集營養、醫療和保健於一身的特色蔬菜。

下面我們以 100 克洋蔥（白皮，脫水）樣品為例，看

一看洋蔥中所含有的各種營養成分的比例。

硫胺素 0.16 毫克，鈣 186 毫克，蛋白質 5.5 克，核黃素 0.16 毫克，鎂 49 毫克，脂肪 0.4 克，煙酸 1 毫克，鐵 0.9 毫克，碳水化合物 76.2 克，維生素 C 22 毫克，錳 0.62 毫克，膳食纖維 5.7 克，鋅 1.02 毫克，維生素 A 5 微克，銅 0.45 毫克，胡蘿蔔素 3.1 微克，鉀 740 毫克，磷 78 毫克，視黃醇當量 9.1 微克，鈉 31.7 毫克，硒 3.91 微克。

從上面的資料中，我們不難看出，洋蔥中的鎂、鈉、鉀和磷脂的含量都是非常驚人的，被稱為「蔬菜皇后」可以說是一點都不過分。

洋蔥中鈣的含量非常豐富，它是保證腦細胞持續工作的物質。鈣可保持血液呈弱鹼性的正常狀態，防治人陷入酸性易疲勞體質之中。充足的鈣可促進骨骼和牙齒的發育並抑制神經的異常興奮。鈣嚴重不足可導致性情暴躁、多動、抗病力下降、注意力不集中、智力發育遲緩甚至弱智。

鎂、鈉、鉀的含量可以幫助人體形成一個良好的鹼性環境，可以防止酸性食物對腦功能的妨礙作用。

另外，瑞士伯爾尼大學的科學家們研究還證明：洋蔥中含有提高骨密度的物質，雖然現在對具體含有什麼物質尚不太清楚，但研究人員稱將對此作進一步重點研究，並希望最終能在分離提純的基礎上研製出防治骨質疏鬆症的新藥。關於提高骨密度的作用，對於兒童大腦顱腔的堅固有著非常重要的作用。

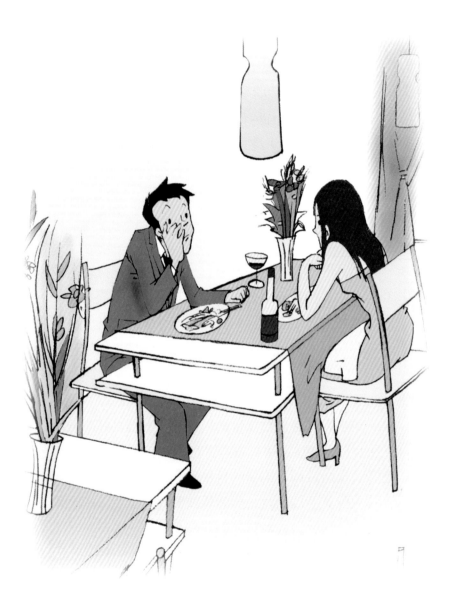

　　此外，洋蔥可以消除過度緊張和心理疲勞。洋蔥可以稀釋血液，從而改善大腦氧的供應狀況，對於緩解腦部壓力、改善記憶都有很好的功效。

　　洋蔥所含揮發油中有降低膽固醇的物質——二烯丙基二硫化物，是含有前列腺素樣物質並能啟動血溶纖維蛋白活性成分。這些物質均有較強的舒張血管和心臟冠狀動脈的能力，又能促進鈉鹽的排泄，從而使血壓下降和預防血栓形成。

　　傳統醫學認為，洋蔥有平肝、潤腸的功能，另外，洋蔥中的植物殺菌素除具有刺激食慾、幫助消化作用外，還由於它經由呼吸道、泌尿道、汗腺排出時，能刺激管道壁分泌，所以又有祛痰、利尿、發汗、預防感冒以及抑菌防腐作用。

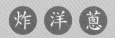

炸 洋 蔥

　　【原料】洋蔥 400 克，菠菜葉 80 克，櫻桃 10 粒，雞蛋 2 個，麵粉 80 克，麵包渣 100 克。

　　【製法】菠菜切絲炸成菜鬆，將洋蔥切片後拖蛋糊，再粘上麵包渣。逐個下入五成熱油中，炸至金黃色裝盤，用菠菜鬆、香菜、櫻桃圍邊即成。

　　【功效】活血通絡，補氣益智。

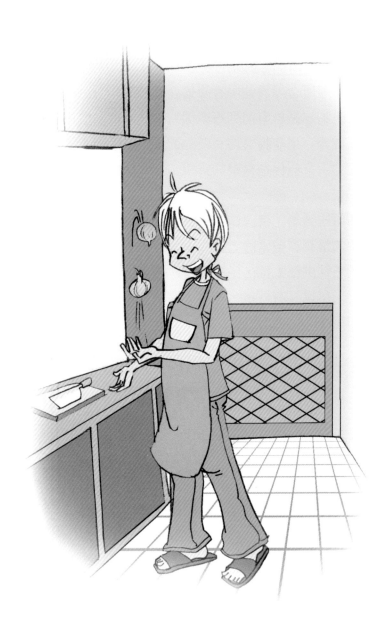

可健腦的佳果——龍眼

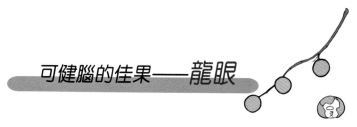

　　龍眼起源於中國，產於南方，其鮮果之味美，常常讓北方人羨慕。龍眼又稱桂圓、圓眼，具有滋補強壯作用，桂圓外殼之黃色是薑黃末，近代研究認為薑黃有利膽、抗菌作用。第一部藥物學《神農本草經》有龍眼（桂圓）的記述；漢代的《梧潯雜佩》載：「龍眼自尉佗（即南越王趙佗）獻漢高帝始有名」。可見，民間對龍眼的認識和利用已經有很悠久的歷史了。

　　下面我們以 100 克樣品為例，看一看龍眼中所含有的各種營養成分的比例。

　　鈣 50 毫克，鉀 260 毫克，鎂 9 毫克，鈉 5 毫克，鋅 0.5 毫克，鐵 0.2 毫克，維生素 B_1 0.01 毫克，水分 80 克，維生素 B_2 0.12 毫克，蛋白質 1.3 克，維生素 B_6 0.08 毫克，磷 25 毫克，脂肪 0.9 克，維生素 C 88 毫克，糖類 16.9 克，纖維 0.4 克，灰分 0.9 克。

　　龍眼的鈉、鎂含量並不高，但是鉀的含量卻非同尋常，足以幫助人體建立一個適宜的弱鹼性環境，達到健腦益智的目的。唐代的《新修本草》稱龍眼有「益智」作用；宋代大文豪蘇軾對龍眼的議論也提到：「閩越人高荔枝而下龍眼，吾為平之……」；可見，龍眼作為一種益智食品，其健腦作用早就為人們所熟知了。

　　龍眼中的鈣含量也是比較豐富的，它可以有效補充腦部營養，完善大腦皮質，對於腦細胞的快速成長功不可沒。

　　此外，龍眼中各種維生素的含量都很豐富。它們對腦神經的保健作用是非常明顯的。水溶性維生素（如維生素 B_1、維生素 B_2、維生素 B_6、維生素 B_{12}、葉酸和維生素 C）以及某些脂溶性維生素（維生素 A、維生素 D、維生素 E）都可直接或間接地對神經組織和細胞的多種代謝產生各種影響。在人體和動物實驗中，水溶性維生素嚴重不足時可以使記憶受損，補充維生素後，可以恢復到正常水準。多種神經生物學變化，可以伴隨維生素缺乏的改善和治療而恢復。

　　現代醫學研究發現，維生素 B_1 對神經組織代謝的影響，表現在維生素 B_1 依賴性酶系統（焦磷酸硫胺是兩種酶系統的輔因子）對神經膜的興奮功能有獨特作用，並對神經遞質具有合成作用；維生素 A 促進腦發育，維生素 E 具有防止不飽和脂肪酸氧化的作用。

　　另外，相比較來說，龍眼中所含的磷脂非常豐富，卵磷脂也是重要的脂質，可合成乙酰膽鹼，促進大腦興奮，提高瞬時和短時記憶。

　　傳統醫學認為，適量攝食龍眼對腦細胞、皮膚、黏膜細胞等確具有滋補作用。《本草綱目》記載：「食品以荔枝為貴，而滋益則以龍眼為良」，又說龍眼可以「開胃益脾、補虛長智」、「補血氣之功，力勝參耆（人參、黃耆）」。常食龍眼可烏鬚黑髮、延年益壽、改善神經衰弱、月經不順、盜汗虛汗、貧血頭暈、臉色蒼白、白帶等。

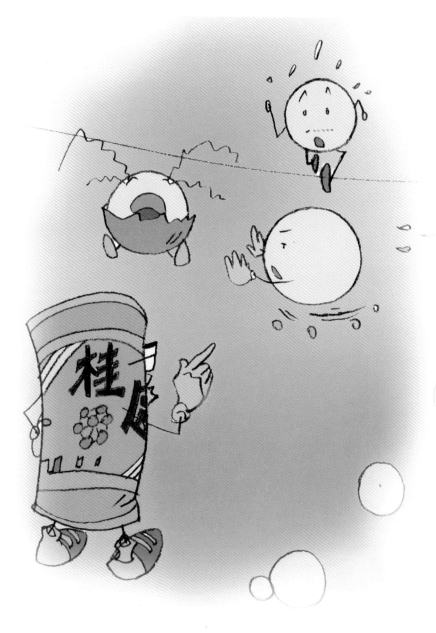

龍 眼 蓮 子 粥

【原料】新鮮龍眼（或龍眼乾）10 粒，蓮子 10 粒，，花生 20 粒，糙米 30 克。

【製法】①龍眼去殼，蓮子去心，糙米洗淨後泡溫開水 4 小時左右。

②所有材料加水 3 碗（750 毫升），放入電鍋蒸煮至熟爛即可。宜趁熱進食，當早餐或晚餐皆可。

【功效】明目醒腦，增智益氣。

多「功能」的香菇

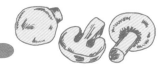

> 新粳炊飯白勝玉，枯松作薪香出屋。
> 冰蔬雪菌競登槃，瓦缽氈巾俱不俗。
>
> ——陸遊

香菇又叫香蕈、香菌，冬生的叫冬菇，若生在被雪覆蓋下，菇面有花紋者，即是名聞遐邇的花菇，列為山珍之一。人民早在 6000 多年前就食用菌類了。《呂氏春秋》述：「味之美香，越駱之菌。」北魏的《齊民要術》也有「菰菌魚羹」的詳細作法。

　　香菇的色、香、味、形俱美，素潔清新、鮮美爽滑的口感，更使人久久不能忘懷。香菇適應各種烹飪，葷素均可，冷熱聽便，可紅燒白煮，也可做成甜菜。即使家常菜——香菇燒豆腐，也足以令人感到大飽口福了。

　　下面我們以 100 克樣品為例，看一看香菇中所含有的各種營養成分的比例。

　　鈣 83 毫克，鎂 147 毫克，鈉 11.2 毫克，鐵 10.5 毫克，鋅 8.57 毫克，銅 1.03 毫克，硫胺素 0.19 毫克，蛋白質 20 克，核黃素 1.26 毫克，脂肪 1.2 克，煙酸 20.5 毫克，碳水化合物 30.1 克，維生素 C 5 毫克，錳 5.47 毫克，膳食纖維 31.6 克，維生素 E 0.66 毫克，維生素 A 3 微克，胡蘿蔔素 4.8 微克，鉀 464 毫克，磷 258 毫克，視黃醇當量 12.3 微克，硒 6.42 微克。

　　香菇中鉀、鈣、鈉、鎂含量尤多。這些金屬元素對人體健康是非常有益的。鉀對平衡食鹽中的鈉離子起著重要作用。在胃中，鉀離子能中和食品所產生的酸，使其保持弱鹼性。鎂是腦細胞的重要組成成分。多食香菇等含鐵量較高的食用菌，可以提高學齡兒童的注意力，提高學習效率。

　　香菇中的鈣含量也比較豐富，這不僅對骨骼的構建作用非常大，而且對大腦成長發育和新陳代謝也有著非常重要的作用。在腦髓液中保持適量的鈣元素對保障神經元的神經連接起了關鍵的作用，是人大腦學習和記憶最重要的環節。

　　現代醫學研究表明，香菇是一種高蛋白、低脂肪的高級保健食品。在其蛋白質的組成中，氨基酸種類多，又很

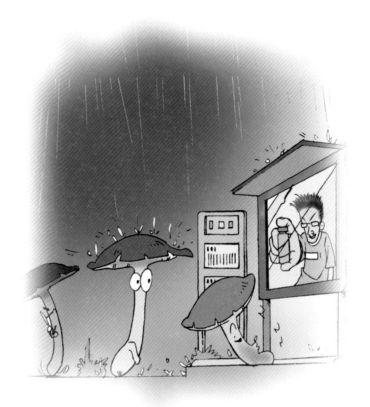

豐富。已知香菇含的氨基酸種類有 18 種之多。香菇的營養
價值很高，還在於它含有多種豐富的維生素。尤其是 B 群
維生素，麥角甾醇和煙酸的含量，與其他食品相比要高得
多。香菇還含有抗壞血酸（維生素 C）、泛酸、吡哆醇、
生物素、葉酸、維生素 B_{12} 等多種維生素。

　　營養學家發現，香菇內有一種物質，經紫外線照射後
會轉化為維生素 D，這種物質被人體利用後，能增強人體
抵抗力。食用菌中還有一種多糖類物質，試驗證明，多糖

類物質雖不能直接殺傷病毒，但具有明顯的抗腫瘤活性和調節機體免疫功能的作用。

1967 年，科研人員在香菇中發現了一種能被核糖核酸酶解體的特殊的雙鏈核糖核酸，能刺激人機體產生干擾素，抑制流感病毒的增殖。中國南方香菇產區的居民，因經常吸入飛揚在烘房裏的香菇粉末，也很少患感冒。所以，多吃香菇對於預防感冒非常有效。

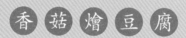

【原料】豆腐 200 克，水發香菇 8 個，植物油 20 克，醬油 15 克，鹽 1 克，味精 0.5 克，蔥片 5 克，薑片 3 克，水澱粉 10 克。

【製法】①豆腐切成 8 塊長方形片，香菇洗淨後切去柄。

②炒鍋上火，油燒熱，用蔥薑片熗鍋至香，放醬油和香菇煸炒均勻後放水，燒至香菇半熟。

③將豆腐放入鍋中，並加入鹽，用鍋鏟推翻，使原料均勻受熱，繼續燒至香菇熟軟，豆腐入味，放味精，勾流芡。

④裝盤時將豆腐片整齊地碼放在盤中，每片豆腐上放一個香菇，將芡汁澆淋在菜餚上即可。

【功效】清爽可口，健胃補腦。

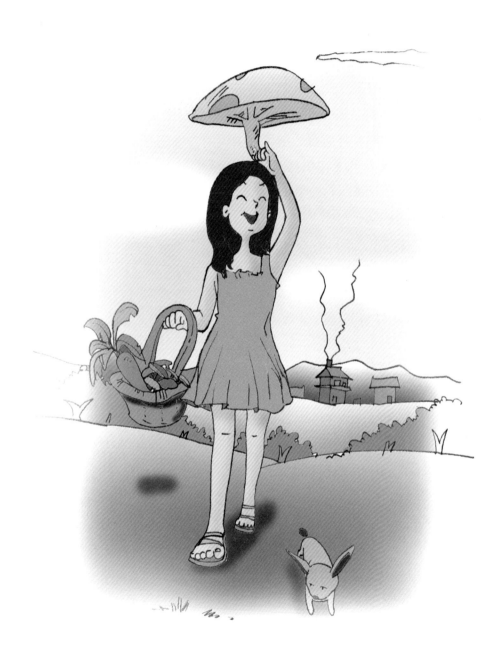

有「小人參」之稱的*胡蘿蔔*

「熟食甘似芋，生吃脆如梨。」這是揚州八怪之一的鄭板橋在濰縣做縣令時對當地胡蘿蔔的讚譽。胡蘿蔔營養豐富，日本人稱它為「人參」。只是它貌不驚人，常被忽視，實在是對營養素的一大浪費。

下面我們以 100 克樣品（黃）為例，看一看胡蘿蔔中所含有的各種營養成分的比例。

鈣 32 毫克，鉀 193 毫克，鎂 7 毫克，鈉 25.1 毫克，鐵 0.5 毫克，鋅 0.14 毫克，銅 0.03 毫克，硫胺素 0.04 毫克，蛋白質 1.4 克，核黃素 0.04 毫克，脂肪 0.2 克，煙酸 0.2 毫克，碳水化合物 8.9 克，維生素 C 16 毫克，錳 0.07 毫克，膳食纖維 1.3 克，維生素 A 66.8 微克，維生素 B_1 58.5 微克，維生素 B_6 112 微克，維生素 B_{12} 85 微克，胡蘿蔔素 0.8 微克，磷 16 毫克，視黃醇當量 87.4 微克，硒 2.8 微克。

胡蘿蔔中含有非常豐富的鈣，這對於兒童大腦骨質的發育很重要，它可以保證孩子的大腦在一個穩固而健康的環境下得到成長和完善，減少了受到外來干擾的可能性。而鈉、鎂等金屬元素的存在又創造了一個良好的弱鹼性環境，所有這些條件的存在都促成了胡蘿蔔的健腦益智功能，使它成為可以讓孩子變得更聰明的一種健腦食品。

胡蘿蔔中還含有豐富的鎂，鎂是腦代謝不可缺少的重

要物質。腦組織中的鎂含量直接關係到人的腦功能。若腦內有充足的鎂，則可使腦細胞正常地工作和運行，如果腦內缺鎂，則往往發生病態性異常興奮，此時，即使很弱的刺激，也會引起嚴重的精神反應。所以，腦內鎂含量與孩子的注意力、記憶力有密切關係，缺鎂的孩子多有注意力不集中、智力欠佳、脾氣急躁等症。

另外，胡蘿蔔中的各種維生素的含量很豐富，維生素 B_1 對於成長中的孩子來說是非常重要的。如果缺乏維生素 B_1，兒童即使無明顯神經病變，也會出現煩躁、健忘、精神不集中、多疑和表情淡漠等。維生素 PP（煙酸）構成脫氫酶的輔酶，參與生物氧化過程。一些以玉米為主食、飲食種類較少的農村地區，兒童和成人都容易患癩皮病，出現全身無力、耳鳴、眩暈、精神不集中等神經營養性障礙，嚴重者可出現過敏、失眠、記憶力減退等症狀。

維生素 B_6 是中樞神經活動必不可少的代謝輔酶，也為神經遞質所必需。缺乏維生素 B_6 者肌肉軟弱無力、視力障礙、思維和記憶能力下降。維生素 B_{12} 參與體內化合物的甲基化，維持神經髓鞘代謝。因此，維生素 B_{12} 缺乏的兒童可出現精神抑鬱、思維能力下降等症狀。維生素 B_{12} 和葉酸共同合成 DNA，對腦發育有直接作用。

先天存在智力障礙的兒童 10%～20%的細胞裏有缺陷的 X 染色體，並有受損區。注射葉酸後受損 X 染色體減少，精神狀態顯著改善。所以，適當食用胡蘿蔔對兒童的精神和智力發育是非常有幫助的。

　　現代醫學研究表明，胡蘿蔔確有預防肺癌的作用，其原因是胡蘿蔔中的胡蘿蔔素，是維生素 A 的前體，被人體吸收後就能轉化。

　　傳統醫學認為，胡蘿蔔有健脾、化滯的功能。可治消化不良、久痢。對於內虛、咳嗽等病症也有很好的輔助治療作用。

　　許多人認為新鮮蔬菜比加工過的蔬菜營養價值高，但是，對胡蘿蔔而言並非如此。烹調過的胡蘿蔔和碾碎的胡蘿蔔泥中抗氧化劑含量比生胡蘿蔔高 3 倍。

　　研究表明，β－胡蘿蔔素在體內的消化吸收率與烹調時所用的油脂量密切相關，用足量食油烹調後熟食，β－胡蘿蔔素在體內的消化吸收率可達 90％。因為 β－胡蘿蔔素是一種脂溶性物質，它只溶於油，不溶於水。另外，烹調時應採用壓力鍋燉，因為這樣可以減少胡蘿蔔與空氣的接觸，β－胡蘿蔔素的保存率可高達 97％。

　　所以，胡蘿蔔的營養物質要被人體真正消化吸收利用，與食用與烹調方法有著極大的關係。

　　科學合理的食用方法是：胡蘿蔔應烹煮後食用，要保持其營養的最佳烹調方法有兩點，一是將胡蘿蔔切成塊狀，加入調味品後，用足量的油炒；二是將胡蘿蔔切成塊狀，加入調味品後，與豬肉、牛肉、羊肉等一起用壓力鍋燉 15 分鐘以上。

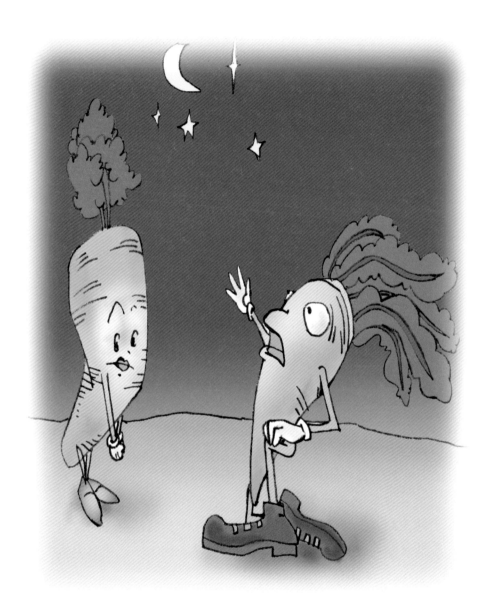

水中之蔬——鮮藕

出淤泥而不染，濯清漣而不妖

——周敦頤

正因為有了上面這句流傳千古的詩文，藕在人們的眼中一直都是純潔的化身，並深受寵愛。藕又稱蓮藕，屬睡蓮科植物，原產印度，迄今已有 3000 餘年的栽培歷史了。《詩經》上有「彼澤之陂，有蒲有荷」的詩句。

蓮藕分兩大類，以結藕為主者稱藕蓮，以結蓮為主者稱子蓮。藕蓮既供欣賞，又供人食用，且可療疾。藕在中國南方諸省均有栽培，藕的品種有兩種，即七孔藕與九孔藕。江浙一帶較多栽培七孔藕，該品種質地優良，它的根莖粗壯，肉質細嫩，鮮脆甘甜，潔白無瑕。

下面我們以 100 克樣品為例，看一看藕食品中所含有的各種營養成分的比例。

鈣 42 毫克，鉀 258 毫克，鎂 20 毫克，鈉 47.3 毫克，鐵 1.4 毫克，銅 0.11 毫克，鋅 0.28 毫克，硫胺素 0.1 毫克，蛋白質 2.0 克，核黃素 0.04 毫克，脂肪 0.2 克，煙酸 0.3 毫克，碳水化合物 15.9 克，維生素 C 47 毫克，錳 1.5 毫克，膳食纖維 1.4 克，維生素 E 0.81 毫克，維生素 A 3 微克，胡蘿蔔素 1.3 微克，磷 60 毫克，視黃醇當量 88.5 微

克，硒 0.43 微克。

藕中鉀的含量是比較豐富的。現代營養學研究證實，鉀能夠增強中樞神經系統的功能，不僅可以促進兒童的智力發育，對智力低下的兒童也有一定的治療效果，而且可提高腦細胞的興奮性，使疲勞的腦細胞更快恢復，是腦力疲勞的最好恢復劑。

此外，鈣和鎂可以使大腦得到全面而充足的營養物質，提高計算能力、思維能力和開發智力，使孩子感到耳聰目慧、思路敏捷、記憶力增強，而且精神緊張狀態也明顯緩和。這對於孩子保持健康的身體、旺盛的精力，並最終促成智力的良好發展達到益智的目的都是非常重要的。

所以，對於兒童來說，藕是一種很好的安神益智補腦的食品，它可以清熱除煩、養血安神、寧神補血。上述的療效，如清熱的同時又能補血，兩種完全不同的性質，看似很矛盾，但其實是可以解釋的。關鍵在於煎煮時間的長短。例如，鮮蓮藕榨汁飲用，的確能清肝熱、潤肺、涼血止血。若配合新鮮雪梨汁混合飲用，緩解熱咳最有效果。但是，同樣用蓮藕，再加上魚、花生、豬蹄湯，就搖身一變而成為補血之佳品了。

原因是老火湯將生蓮藕清熱除煩的性質改變。如果你脾虛瀉泄的話，此湯有健脾滋補功效。要煮蓮藕湯而不上火，可配以百合、綠豆，化解其熱性。

蓮藕是營養豐富的食物，素食者吃它，或用其配木耳煮齋，可補充糖。腹瀉不止時，煮藕粉來吃，更可舒緩腸

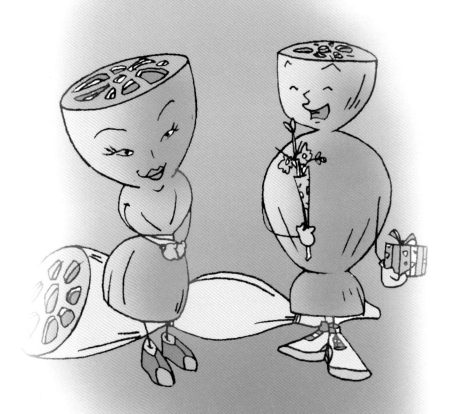

胃不適。總之，對孩子來說，藕最重要的作用就是安神補腦及補血。

現代醫學研究則表明，藕具有多種營養素，含澱粉、蛋白質、維生素 C 等。生食能涼血散瘀、熟食則補心益胃，具有滋陰養血的功能。與紅棗同食，則可補血養血。煨肉食可治脾胃之虛。

傳統醫學認為，生藕甘，寒，無毒，熟藕甘，溫，亦無毒。具有消瘀清熱、除煩解渴、止血（鼻血、尿血、便血、子宮出血等）、化痰、治肺炎、肺結核、腸炎、脾虛下瀉、婦女血崩等諸症。藕經過煮熟以後，性由涼變溫，失去了消瘀清熱的性能，而變為對脾胃有益，有養胃滋陰、益血、止瀉的功效。

需注意的是，蓮藕在污染的環境裏生長，可吸收、轉移、蓄積多種金屬元素，使土壤中的鐵、錳、鋅、鉛、鎘等大量殘留在蓮藕中。特別是藕節，可蓄積毒性較大的鎘元素。鎘是造成「頭痛病」的元兇。所以，在工業區排放污水的環境中種植的蓮藕不宜食用。

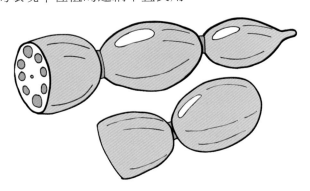

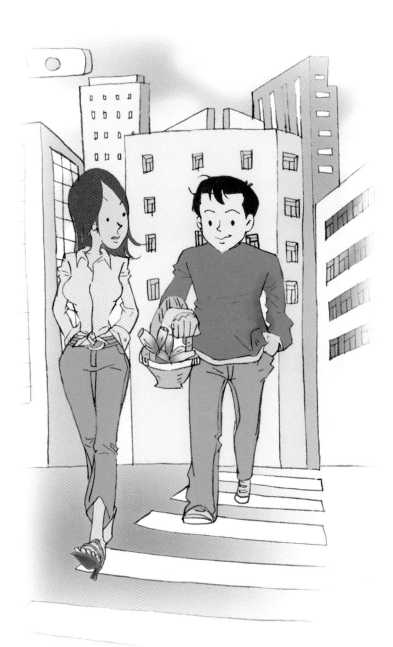

鮮藕雞片

【原料】雞脯肉 400 克，雞蛋 2 個，澱粉 50 克，鹽、油、黃酒適量。

【製法】將雞脯肉切成薄片，以澱粉、蛋清掛漿後入清油鍋中滑炒斷生，起鍋待用。嫩藕切薄片，在清油鍋中翻炒片刻，倒入待用雞片，加鹽和味精，再淋黃酒少許，快速翻炒，撒香菜末拌勻起鍋。

【功效】滑嫩爽口，清熱補血。

亦糧亦蔬——山芋

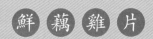

山芋又名番薯、紅薯，北方人也叫地瓜。由於營養豐富，外國人常常親切地稱它為「第二麵包」。

科學分析認為，山芋中含有人體所必需的多種氨基酸，其蛋白質含量超過大米 7 倍，維生素 C 含量可與柑橘媲美。它含有的一種膠原和黏液多糖的物質，能保持動脈血管壁的彈性，防止其硬化，是延緩機體衰老、有利健康的保健食品。同時，山芋還含有豐富的蛋白質、澱粉、多種維生素及鈣、磷、鋅、鎂、鉀等 16 種以上微量元素。

下面我們以 90 克山芋（白心）樣品為例，看一看山芋

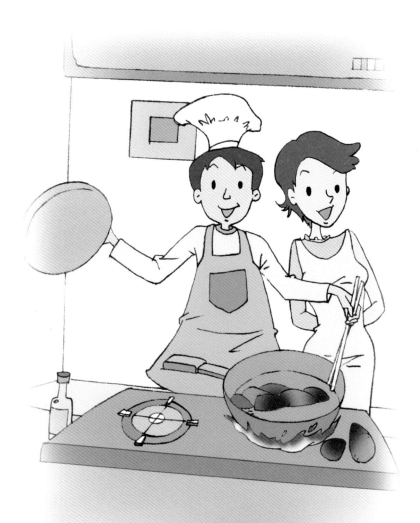

中所含有的各種營養成分的比例。

鈣 24 毫克，鉀 174 毫克，鎂 17 毫克，鈉 58.2 毫克，鐵 0.8 毫克，鋅 0.22 毫克，銅 0.16 毫克，硫胺素 0.07 毫克，蛋白質 1.4 克，核黃素 0.04 毫克，脂肪 0.2 克，煙酸 0.6 毫克，碳水化合物 24.2 克，維生素 C 24 毫克，錳 0.21 毫克，膳食纖維 1 克，維生素 E 0.43 毫克，維生素 A 37 微克，胡蘿蔔素 0.6 微克，磷 46 毫克，視黃醇當量 72.6 微克，硒 0.63 微克。

山芋中含有豐富的鉀、鈉、鎂金屬元素，這可以輔助人體建立一個比較完整的弱鹼性環境。其中鉀的含量最多，雖然和某些鹼性食物相比仍然算不上最高的，但是，根據國外權威的科研機構宣稱，它是最容易被直接吸收的。所以，相比較起來，山芋的功能並不比那些鈣、鈉、鉀、鎂等金屬元素含量高於它的鹼性食品遜色，對於少年兒童的大腦發育和完善有著非常重要的補益作用。

另外，山芋中還含有較多的鐵。鐵質的功能是在紅細胞中輸送氧氣到身體各細胞。鐵質不足，可令腦部缺氧，自然會影響智力和記性。另外，缺鐵還可導致貧血，貧血又使得腦細胞接收不到充足的氧氣和養料，致使記憶力衰退、思考力下降。補鐵不僅能夠固定紅細胞中血紅蛋白擁有的氧氣含量，還能夠保證身體給氧。在腦部發展的階段，小朋友攝取鐵質不足，可造成永久的智力和記憶力的損害。所以，適量食用山芋可彌補鐵質的不足，保護大腦發育，增益智力。

現代醫學研究表明，山芋具有增強人體免疫功能的作用。長期食用可產生預防疾病和強身健體的雙重效果。能促進人體干擾素生成，增長免疫細胞，提高人體新陳代謝能力。

山芋含有米、麵所缺乏的胡蘿蔔素、維生素和鈣。有些品種山芋 500 克含胡蘿蔔素比成年人一天的需要量還多一倍，維生素 C 則接近於等量柑橘中的含量。

在傳統醫學中，山芋都是被作為食療佳品予以描述的。據《本草綱目》記載：山芋有耳目聰明，輕身，不饑，延年。主治頭面游風、頭風眼眩、下氣，止腰痛，治虛勞羸瘦，充五臟，除煩熱。還可補五勞七傷，開達心孔，多記事，強筋骨，治泄精健忘，益腎氣，健脾胃，止瀉痢，化痰涎，潤皮毛。

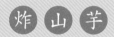

炸山芋

【原料】山芋 500 克，糯米粉 200 克，桂花適量，紅綠瓜絲適量，油 300 克。

【製法】將山芋蒸熟去皮搗碎，加糯米粉、桂花拌和搓揉上勁，取其一半下沸水鍋燙一下，然後和另一半一起搓揉做成青果大小心子，再用棗子做泥，平分擺在心子中心，手上抹油，搓成橢圓形如同金橘，放入八成熱油鍋炸至金黃，撒上紅綠瓜絲上桌。

【功效】清香可口，健腸胃，益智力。

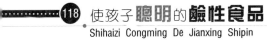

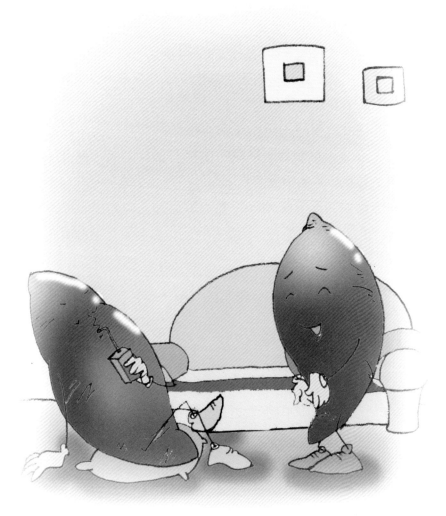

於世有功的馬鈴薯

幾個世紀之前的人們恐怕很難想像，在當時其貌不揚、被人們認為是奇花異草的馬鈴薯，今天居然會被認為是於世有功而大受歡迎。

馬鈴薯又名土豆、山藥蛋、地蛋等。最早產於南美洲。16世紀中葉西班牙人將馬鈴薯從秘魯引種到歐洲，又被引種到英國愛爾蘭，但只是僅供觀賞。直到1663年，愛爾蘭政府鼓勵栽培，馬鈴薯才由供人觀賞而躋身餐桌。中國引進馬鈴薯大概在16世紀。

下面我們以100克樣品為例，看一看馬鈴薯食品中所含有的各種營養成分的比例。

鈣8毫克，鉀342毫克，鎂23毫克，鈉2.7毫克，鐵0.8毫克，鋅0.37毫克，銅0.12毫克，硫胺素0.08毫克，蛋白質2克，核黃素0.04毫克，脂肪0.2克，煙酸1.1毫克，碳水化合物16.5克，維生素C 27毫克，錳0.14毫克，膳食纖維0.7克，維生素E 0.34毫克，維生素A 5微克，胡蘿蔔素0.8微克，磷40毫克，視黃醇當量79.8微克，硒0.78微克。

在馬鈴薯中，鉀的含量非常高，可以給人體創造一個良好的弱鹼性環境，以中和酸性食物攝入後對智力發育造成的抑制作用。

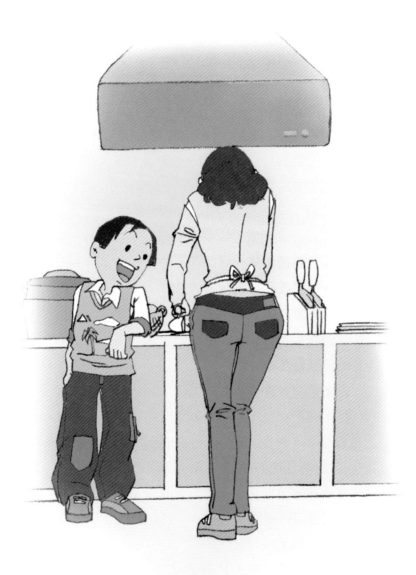

　　經過加工後的馬鈴薯粉和馬鈴薯片，鉀的含量更是猛增，這對於體內鹼性環境的形成是非常有利的。這說明，熟的或經過加工的馬鈴薯營養成分更好，也更容易被吸收。所以，在給孩子食用的時候，為了達到最佳效果，最好避免涼拌的方式，這樣對於孩子的智力發育的提高就會更快、更明顯。

　　馬鈴薯中的鐵含量比較豐富，經常食用，可以保證腦細胞接收到充足的氧氣和養料，避免記憶力衰退，提高思考能力。既可以固定紅細胞中血紅蛋白擁有的氧氣含量，又能夠保證身體給氧。對孩子的智力和記憶力的維護和發展都有很好的效果。

　　現代醫學研究認為馬鈴薯含熱量不高，是減肥的理想食物。有補氣、健脾、消炎作用。新鮮馬鈴薯汁可治胃、十二指腸潰瘍疼痛；磨汁塗傷處可治燙傷；以醋磨汁塗患處，乾了再塗，連塗數次可治腮腺炎。

　　傳統醫學認為，馬鈴薯性甘，味寒，有養胃的功效。還可以輕身，充饑，延年。主治頭面游風、頭風眼眩、下氣，止腰痛，除煩熱，補五勞七傷，開達心孔，多記事，強筋骨，治泄精健忘，益腎氣，健脾胃，止瀉痢，化痰涎等，可以說馬鈴薯既是很好的糧食，又是絕佳的營養品。

　　馬鈴薯的吃法很多，適用於各種烹飪手段，既可以與其他原料混合後做膨化擠壓食品，也可作調料調理湯汁，還可以作西餐沙拉、小肉餅等食品。

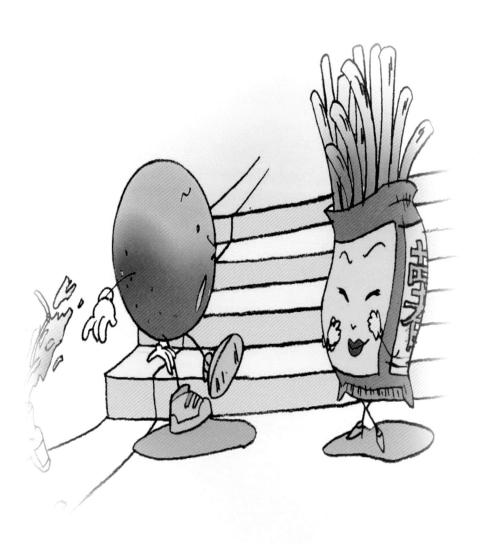

葡 萄 贊

　　無論口感還是外形，葡萄之美，可為人所共知，這也是它成為夏秋季節人們最喜愛的時令果品的原因。

　　葡萄又名蒲萄、草龍珠、提子等，是漢代張騫出使西域後帶回我國的，迄今已有 2100 多年歷史。到了唐代，我國已普遍栽培葡萄，且備受文人墨客青睞。如唐代詩人王翰留下的「葡萄美酒夜光杯，欲飲琵琶馬上催。」千古名句，都真實地說明了葡萄早已深受人們的喜愛。

　　曹丕將葡萄列為「中國珍果」，並評價說它「甘而不飴，酸而不酢，冷而不寒，味長汁多，除煩解倦」。千百年後的今天，葡萄品種日趨增加，目前世界有記載的品種竟達 8000 多種，中國也有 500 多個品種。其形狀有圓的、橢圓的、奶形的、雞心形的。小的像橘核，大的像乒乓球。新疆的無核葡萄、河北的白牛奶葡萄、山東的龍眼、東北的玫瑰香、四川的綠葡萄以及陝西、遼寧的巨峰等都是聞名中外的名貴品種。

　　下面我們以 100 克樣品為例，看一看葡萄食品中所含有的各種營養成分的比例。

　　維生素 B_1 0.04 毫克，鈣 4 毫克，水分 84 克，維生素 B_2 0.02 毫克，鎂 5 毫克，蛋白質 0.7 克，維生素 C 4 毫克，磷 16 毫克，脂肪 0.2 克，鈉 7 毫克，鐵 0.2 毫克，糖

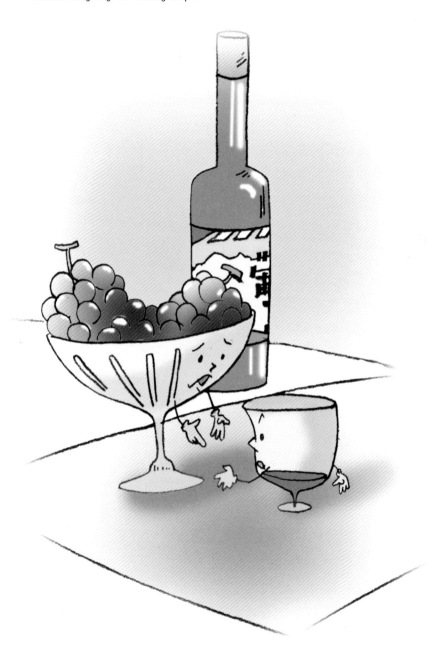

類 14.7 克，鉀 120 毫克，鋅 0.1 毫克，纖維 0.3 克，灰分 0.4 克。

葡萄中的鈣、鎂含量很豐富，鈣直接關係到人的腦功能，可使腦細胞正常地工作和代謝。如果腦內缺鈣，則會引起異常精神反應。所以，腦內鈣含量與孩子的注意力、記憶力有密切關係，缺鈣的孩子多有注意力不集中、智力障礙等症。

鎂能夠增強中樞神經系統的功能，可以促進兒童的智力發育，使疲勞的腦細胞得以更快恢復，是腦力疲勞的最好恢復劑。

此外，鈣和鎂的存在還可以提高計算能力、思維能力和開發智力，使孩子感到耳聰目慧，思路敏捷、記憶力增強，而且精神緊張狀態也明顯改善。這對於孩子保持健康的身體、旺盛的精力和良好的智力成長狀況都是非常好的。

葡萄是一種很好的益智水果，可以增補腦細胞，防止記憶衰退，對兒童智力開發過晚等症都有很好的輔助治療作用。近年來國內外的科學研究表明，適當的食用葡萄，對於兒童失眠健忘或考前緊張都有很好的調節作用。對於智力及身體發育都很正常的兒童也有著不可忽視的增補作用。

現代醫學研究顯示，食用葡萄可以改善血管彈性，同時可清除對身體不利的膽固醇，防止心肌梗塞。葡萄酒更是暖身活血的佳品，不僅可助氣色紅潤，只要臨睡前喝 1

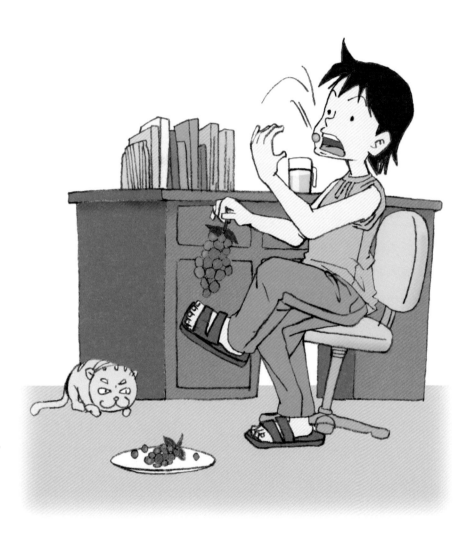

小杯（30～50毫升），就能有效改善手腳冰冷、貧血、神經痛、腰膝酸痛，並能改善疲勞，增強機體免疫力。

傳統醫學認為葡萄具有「補血強智利筋骨、健胃生津除煩渴、益氣逐水利小便、滋腎益肝好臉色」等功效。平常多吃葡萄，有助於改善筋骨風濕痛、小便澀痛、記憶力減退等。若因膀胱或尿道發炎而引起的尿頻，多吃葡萄，只要持之以恆，便可明顯改善。

食用葡萄還應注意如下事項：首先，雖然葡萄屬平性，但吃多也會導致內火上揚，故凡有扁桃腺發炎、牙周病或嚴重痔瘡、高血壓者，都要節制攝入量，以免症狀加劇。其次，葡萄含純果糖或蔗糖甚高，糖尿病及癌症患者均要限量進食。而且，葡萄味帶甘酸，胃酸過多者或腸胃虛弱者也不宜多吃。

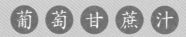

葡 萄 甘 蔗 汁

【原料】葡萄20粒，甘蔗1根。

【製法】①葡萄洗淨後去皮留籽（若為有機葡萄則可留皮）。

②甘蔗去皮榨汁，取250毫升。

③將葡萄與甘蔗汁用果汁機充分打碎攪拌，再用濾網濾掉細微的葡萄籽渣即可。

【功效】清熱解火，滋潤腸胃，健腦益智。

草莓頌

　　美味和豔麗的草莓也是舶來之物，原產於歐洲，所以，有時候人們也叫它為「洋莓」。草莓的種類有野生草莓、麝香草莓、鳳梨草莓。我國比較知名的品種有：鴨嘴、雞心、獅子頭、牛心果、大雞冠、紫晶、五月香、扇子面和圓球草莓等。

　　每年五六月份的時候，草莓就以鮮豔獨特的芳姿，酸甜宜人的口感登上市場，受到人們的青睞。草莓的栽植要求並不高，果園、庭院、陽臺甚至花盆它都能生長、開花、結果。因而，它的價值不僅在於供人食用，還可美化環境，供人觀賞。美國和日本都是草莓的種植和消費大國。

　　下面我們以 100 克樣品為例，看一看草莓中所含有的各種營養成分的比例。

　　鈣 18 毫克，鉀 131 毫克，鎂 12 毫克，鈉 4.2 毫克，鋅 0.14 毫克，鐵 1.8 毫克，銅 0.04 毫克，硫胺素 0.02 毫克，蛋白質 1 克，核黃素 0.03 毫克，脂肪 0.2 克，煙酸 0.3 毫克，碳水化合物 6 克，維生素 C 47 毫克，錳 0.49 毫克，膳食纖維 1.1 克，維生素 E 0.71 毫克，維生素 A 5 微克，胡蘿蔔素 0.4 微克，磷 27 毫克，視黃醇當量 91.3 微克，硒 0.7 微克。

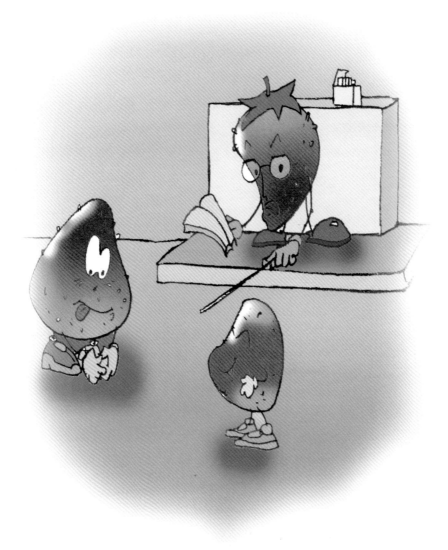

　　草莓中金屬元素鉀的含量很高，這有助於人體內鹼性環境的形成，為大腦的正常發育提供一個好的基礎。它可以增加孩子的記憶力，使疲勞的腦細胞更快的恢復，是腦力疲勞的調節劑。此外，它還可以提高計算能力、思維能力和開發智力，使孩子感到耳聰目慧、思路敏捷、記憶力增強，而且精神緊張狀態也明顯緩和。

　　草莓中的鈣和鎂含量也比較豐富。它們是構成神經遞質的重要物質，可以確保大腦構建不會缺少必要的成分，它能幫助腦傳遞興奮，有增強人記憶的功能，可以有效提高腦力勞動的效率，精力也變得充沛，還可治療神經衰弱。

　　另外，草莓中還含有大量 B 群維生素，因而它們能幫助大腦對糖類物質的利用。草莓還能消除緊張情緒，這是因為草莓裏的果膠能舒緩神經，讓人產生舒適感。

　　所以，對於正處在智力發育階段的少年兒童來說，常吃草莓對於增補腦部營養、鬆弛神經、健智力，都是非常有幫助的。

　　現代醫學研究認為，草莓富含維生素 C，能促進肌膚新陳代謝，改善黑斑、雀斑與面疱，也可加速分解食物油膩、增加食慾、增強免疫力、預防感冒以及紓解身心壓力。此外還能強健牙床，預防牙齦發炎，每天早晚各吃一次鮮草莓，連吃一週，可有效改善牙齦出血。

　　近年來，美國研究人員實驗發現，草莓等水果中含有鞣花酸，能夠防止某些化學物質破壞遺傳基因而引起癌

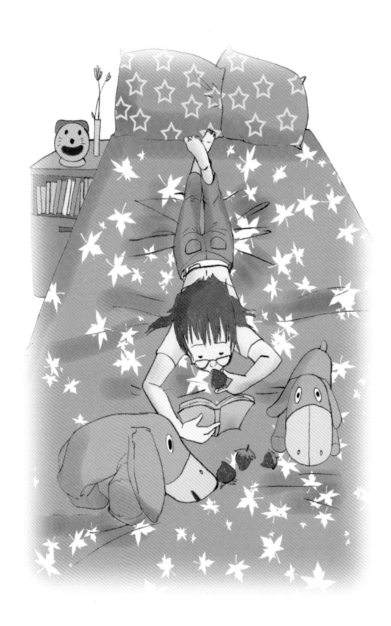

症。鞣花酸還能防止多環芳香碳氫化合物、亞硝酸和黃麴霉素致癌。草莓原本就對人體健康有益無害，再加上防癌作用，就顯得更加珍貴了。

傳統醫學認為，草莓性涼，有潤肺止咳、清暑解熱、生津止渴、健脾止瀉、解酒利尿等功效，尤其可以改善高血壓、降低膽固醇。

草莓屬鹼性，富含膠質，經常食用具有通便效果，能有效加強腸道的蠕動。飯前吃幾粒新鮮草莓，可改善食慾不振。喝醉酒時，吃幾粒新鮮草莓可解酒精中毒。

必須注意的是，草莓含鉀量甚高，腎功能異常與尿毒症患者不可多吃。脾胃虛寒、大便溏瀉者也不宜食用過量。

世界四大水果之蘋果

都說眾口難調，然而蘋果卻是個例外，不論國別種族，這個世界上還真是很少有人能夠拒絕蘋果的誘惑。

蘋果又名沙果、蘋婆、平波、超凡子等，屬於薔薇科落葉小喬木，味酸甘、性涼。蘋果是世界四大水果之一，其歷史可謂久遠。考古工作者曾在新石器時代遺址中，發掘出已經碳化了的蘋果核和果實，說明在 7000 多年前就已有野生蘋果了。

目前，世界上的蘋果約有 10000 個品種，中國有 400

多個品種，市場上常見的品種僅有 30 多個。蘋果按照成熟期早晚可分為三大類。早熟品種可在水果淡季上市，但因生長期短，果肉組織鬆軟而味淡，不便於貯存，如祝光、伏花皮、紅魁、黃魁等就屬此類。中熟蘋果品質好於早熟品種，成熟期為八九月份，如紅玉、紅香蕉、黃元帥等。晚熟蘋果品質好，產量大，如國光、青香蕉、印度青、雞冠等。

下面我們以 75 克樣品為例，看一看蘋果食品中所含有的各種營養成分的比例。

鈣 4 毫克，鉀 119 毫克，鎂 4 毫克，鈉 1.6 毫克，鐵 0.6 毫克，鋅 0.19 毫克，銅 0.06 毫克，硫胺素 0.06 毫克，蛋白質 0.2 克，核黃素 0.02 毫克，脂肪 0.2 克，煙酸 0.2 毫克，碳水化合物 12.3 克，維生素 C 4 毫克，錳 0.03 毫克，膳食纖維 1.2 克，維生素 E 2.12 毫克，維生素 A 3 微克，胡蘿蔔素 0.2 微克，磷 12 毫克，視黃醇當量 85.9 微克，硒 0.12 微克。

蘋果中鉀的含量比較豐富，再加上適量的鈉、鈣、鎂等元素，可以為人體營造一個溫和的弱鹼性環境，這有利於大腦的平衡快速發展。

鉀可以增加孩子的記憶力，使疲勞的腦細胞更快恢復，可以很好地緩解腦力疲勞。鉀對大腦組織發育和新陳代謝有著非常重要的作用，其意義是十分重大的。在腦髓液中保持適量的鉀元素，對促進神經元的神經連接起了關鍵的作用，是學習和記憶最重要的環節，對孩子的智力成

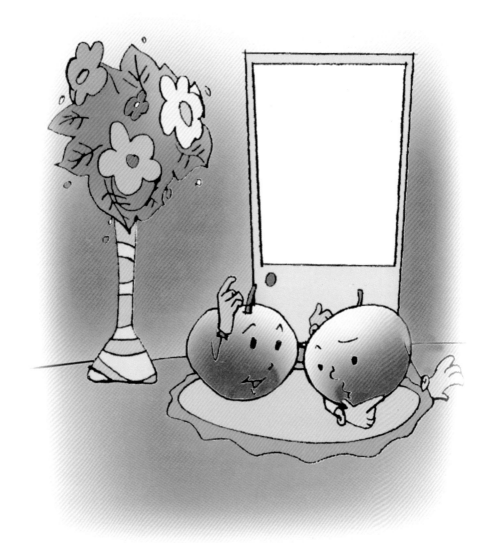

長非常關鍵。

此外，鈣、鈉、鎂的存在還可以提高計算能力、思維能力和開發智力，使孩子感到耳聰目慧、思路敏捷、記憶力增強，而且精神緊張狀態也明顯緩和。

蘋果中含量最豐富的卻是各種維生素。B 群維生素（包括維生素 B_1、維生素 B_2、維生素 B_6、煙酸、泛酸、維生素 B_{12} 等）在腦內的共同作用是幫助蛋白質的代謝。例如，蛋白質代謝過程中，從 γ 氨酪酸製造陽性物質時，維生素 B_1 和維生素 B_{12} 是必不可少的輔酶；而在從 γ 氨酪酸製造陰性物質時，維生素 B_6 和泛酸又是不可缺少的。

維生素 C 的作用則是促進腦細胞結構堅固，消除腦細胞結構的鬆弛或緊縮，起到潤滑劑的作用。維生素 C 在腦內能使腦細胞敏銳地發揮功能，使腦機敏靈活。如維生素 C 供應不足，會使腦細胞的結構鬆弛或緊縮，使腦組織血管發生堵塞、變細，導致腦細胞活動能力降低和腦功能低下，影響智商。如果小兒時期缺乏維生素 C，嚴重的會引起精神方面的疾病。

而維生素 E 對腦的作用是防止不飽和脂肪酸的過氧化，防止腦陷入酸性狀態。造成腦細胞的脂肪發生氧化狀態以後，腦組織含有多量易於氧化的不飽和脂肪酸，使腦開始衰老，維生素 E 有較強的抗氧化作用，可以防止腦內產生過氧化脂質，預防腦疲勞，提高和增加注意力。

據歐美一些權威科研機構的調查顯示，每天食用兩三個蘋果，對兒童智力的早期開發非常有幫助，即使是年齡

稍大一些的少年，對智力的開發和完善作用依然存在。

現代醫學研究則發現，蘋果中所含有的果膠能夠降低膽固醇，動物實驗已證實了蘋果的上述作用。

傳統醫學認為，蘋果性味甘涼，有生津、潤肺、除煩、解暑、開胃、醒酒之功，是很好的健身強體食品，經常食用可以預防百病。果膠和纖維素也能吸附細菌毒素，可避免亞硝酸鹽等致癌物質在體內形成，可預防胃癌。果膠也能防止膽固醇增高，減少膽結石發生的概率。胃酸過多者，蘋果亦有中和胃酸之效。蘋果所含的微量元素可促進胎兒正常發育和順利分娩。幼兒多吃蘋果可補充鈣與磷，可預防佝僂病。

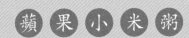

蘋 果 小 米 粥

【原料】蘋果1個，小米半杯（約100克）

【製法】蘋果削皮去核切丁，和小米一起加水800毫升，用電鍋蒸煮至爛熟。

【功效】健胃益脾，滋潤腸胃，益智健腦。

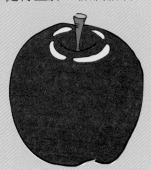

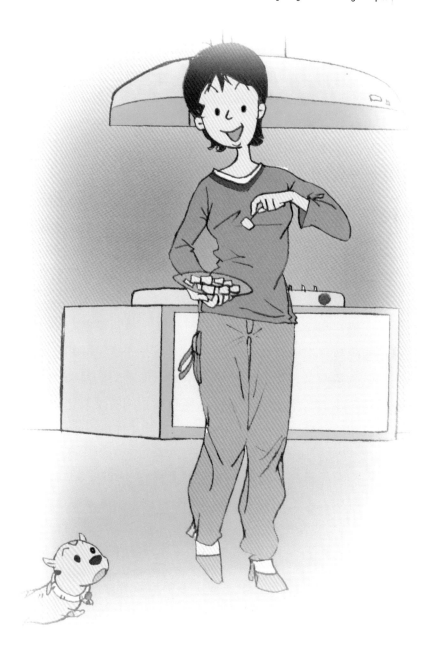

人間仙果——芒果

傳說，芒果是玄奘西天取經的時候帶回來的，這讓本來很樸實的它又平添了許多神秘和宗教色彩，也更增加了它對世人的吸引力。

芒果又名庵羅果、檬果、蜜望子、香蓋等，屬於漆樹科常綠喬木，味甘、性平，微溫。芒果呈扁卵圓形或橢圓形。芒果外表呈深綠色到黃綠色，夏季成熟時呈金黃色，外皮韌而稍硬，果肉不太厚但多汁，核較大，味香甜。

早在西元前 20 至 10 世紀印度就已廣為種植芒果了，印度佛教界迄今仍將芒果樹視為聖樹，印度民間將它視為幸福的象徵。芒果品種很多，中國目前栽培的品種就有百餘種，味道各不相同。名貴品種有廣州的長矛香芒，曾作為皇帝的貢品。

下面我們以 100 克樣品為例，看一看芒果中所含有的各種營養成分的比例。

鈣 5 毫克，鉀 90 毫克，鎂 15 毫克，鈉 4 毫克，鋅 0.1 毫克，鐵 0.1 毫克，維生素 A 355 微克，水分 80 克，維生素 B 10.02 毫克，蛋白質 0.2 克，維生素 B_2 0.04 毫克，磷脂 14 毫克，脂肪 0.3 克，維生素 B_6 0.07 毫克，糖類 10.2 克，維生素 C 21 毫克，纖維 0.6 克，灰分 0.3克。

芒果中，鉀和鎂的含量都很豐富，前者和其他金屬元

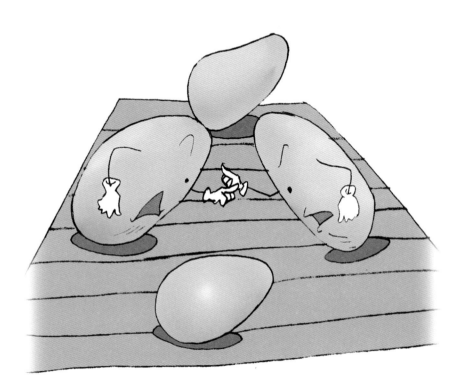

素一起，可以在體內形成溫和的弱鹼性環境，適宜於包括大腦在內的人體各器官的生長發育。前者著重於內在環境的創造，後者則著重服務於大腦，是構成腦細胞的重要原料，對兒童的智力發育有舉足輕重的作用。

另外，鎂還是調節大腦在學習方面和記憶等方面的接受器功能的主要因素。尤其對正在成長過程中的少年兒童來說，更是如此。長期缺乏鎂會導致焦慮症、過敏、注意力不集中等一系列問題。研究顯示，適量的補充鎂之後，孩子的記憶力、思維能力和認知能力都會有很大的改善和提高，智力水準和以前相比會有非常明顯的變化。

相對來說，在芒果裏面，葡萄糖所占的比例也是很大的。而大腦最喜歡的「燃料」就是葡萄糖。

葡萄糖是為大腦提供能量的主要物質，並能促使大腦思維活躍。每當大腦進行思維活動時，就會消耗大量的葡萄糖。如果攝取量不足就容易導致血糖過低，引起精神不振、思考力降低、焦躁和發呆等現象。可見，芒果對於大腦活動的維持作用是非常有好處的，可以有效地增強記憶力，提高智力。

2003 年的世界科學研討會上，一個美國和日本科學家組成的聯合科研機構聲稱，數種水果對兒童智力的早期發育有著非常重要的輔助作用，在他們的資料中，芒果列在第 5 位，其重要作用可見一斑。

現代醫學認為，芒果中所富含的維生素 B_6 是一種精神安定劑，能緩和憂慮情緒，有憂鬱症的人可常吃芒果，可

以安寧心神，避免煩躁不安，但不可一次吃太多，否則反會引發過敏。土芒果所含的維生素 B_1 較高。維生素 B_1 是抗神經炎因子，有利於促進神經系統功能，對防治暈車、暈船、暈機等均較為有效，所以，怕暈車的人在上車前可以先吃適量的土芒果。

傳統醫學認為，芒果具有生津止渴、益胃止嘔、利尿通便、止咳化痰等功效，對咽痛音啞、腸胃虛弱、暈眩嘔吐、食慾減退、消化不良、咳嗽痰多等症狀有改善之效。芒果富含 β–胡蘿蔔素，有助於保護眼睛、預防視力減退；也含芒果苷等特殊成分，能促進腸胃蠕動、縮短糞便在結腸內的停留時間，可預防結腸癌。

需注意的是，芒果濕熱，腎功能異常者絕不可吃，否則容易引發過敏導致腎臟發炎。病中治療和調養期也不可吃，以免影響藥效。芒果中還含有一些過敏物質，所以，有耳鼻眼過敏、皮膚過敏、糖尿病及風濕熱等患者均不宜吃。此外，芒果中的果黃素還會使人的皮膚變黃。

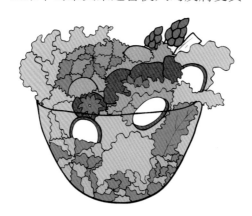

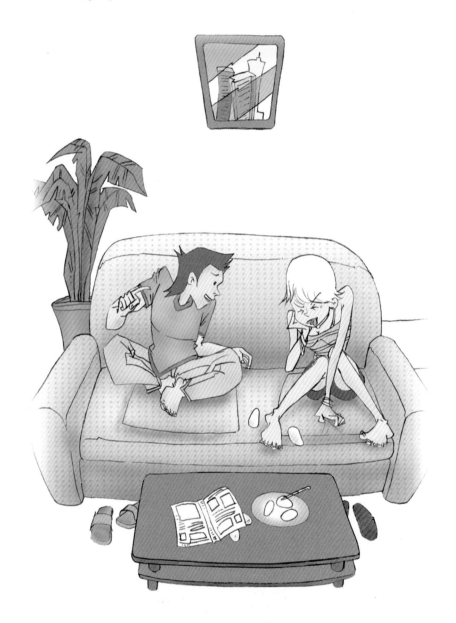

享有盛譽的香蕉

在眾多的果品中，香蕉是一個來歷不明者，有人說是來自印度，有人說是來自馬來西亞，也有說是產自中國，但誰也沒證據確定它的具體身世。

香蕉又名弓蕉、甘蕉、芭蕉，味甘、性寒。據有史可查的記載，栽培香蕉已有 2000 多年歷史。戰國時的《莊子》中就提及香蕉的假莖可作蕉布，這種香蕉叫麻蕉，並非現代食用的香蕉。梁陳時代人撰的古地理書《三輔黃圖》中說：「漢武帝元鼎六年，破南越，起扶荔宮，以植所得奇花異木，為甘蕉十二本。」

在一些地方，香蕉被稱為「聖果」、「智慧之果」，英國大文豪莎士比亞稱它為「天堂的蘋果」，人們對香蕉之器重由此可窺一斑。現在墨西哥、巴西、印尼、厄瓜多爾、泰國、台灣都是世界著名的香蕉生產國。洪都拉斯和哥斯大黎加則有「香蕉之國」稱號。

下面我們以 60 克樣品為例，看一看香蕉中所含有的各種營養成分的比例。

鈣 7 毫克，鉀 256 毫克，鎂 43 毫克，鈉 0.8 毫克，鐵 0.4 毫克，鋅 0.18 毫克，銅 0.14 毫克，硫胺素 0.02 毫克，蛋白質 1.4 克，核黃素 0.04 毫克，脂肪 0.2 克，煙酸 0.7 毫克，碳水化合物 20.8 克，維生素 C 8 毫克，錳 0.65 毫克，

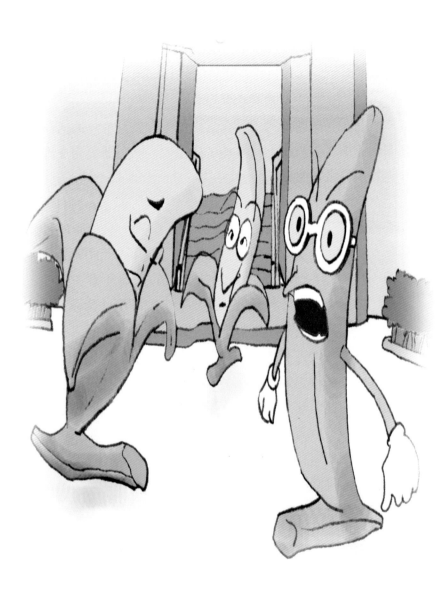

膳食纖維 1.2 克，維生素 E 0.24 毫克，維生素 A 10 微克，胡蘿蔔素 0.6 微克，磷 28 毫克，視黃醇當量 75.8 微克，硒 0.87 微克。

香蕉中的金屬元素含量很大，尤其是鉀的含量更是異常豐富，只要適量食用，就可以在人體內形成一個良好的弱鹼性環境，消除大量酸性食物對神經系統造成的危害，適量常吃香蕉可以使人精力充沛，智力提高，記憶力牢固、精神旺盛。

鉀可以增加孩子的記憶力，使疲勞的腦細胞更快恢復，是腦力疲勞的調節劑。此外，它還可以提高計算能力、思維能力和開發智力，使孩子感到耳聰目慧、思路敏捷、記憶力增強，而且精神緊張狀態也明顯緩和。

更為有利的是，香蕉的可吸收性非常好，經過仔細咀嚼後的香蕉進入人體後，能夠很好的被腸胃吸收利用，並迅速到達所需要的部位，可以起到及時補充的作用，這對大腦的智力發育來說是非常重要的。

另外，香蕉中還含有血清素，它對人的大腦產生成功意識也是不可缺少的。這種物質能刺激神經系統，給人帶來歡樂、平靜及睡眠的信號，甚至還有鎮痛效果，對促進大腦的功能非常有益。

現代醫學研究證明，香蕉可向大腦提供重要的物質——酪氨酸，而酪氨酸可使人精力充沛、注意力集中，並能提高人創造能力。香蕉中含有大量的鉀，它對維持人體細胞功能和酸鹼平衡以及改進心肌功能均大有裨益，能預防神

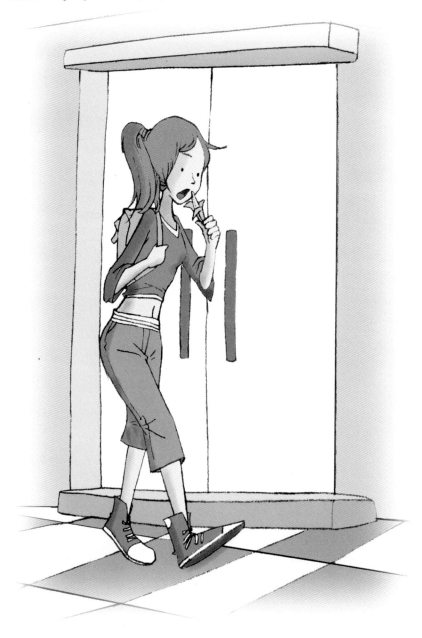

經疲勞。

香蕉中的維生素 C 能促進腦細胞結構堅固，消除腦細胞結構的鬆弛或緊縮，起到潤滑油的作用。維生素 C 在腦內能使腦細胞敏銳地發揮功能，使腦機敏靈活。如維生素 C 供應不足，會使腦細胞的結構鬆弛或緊縮，使腦血管發生堵塞、變細，導致腦細胞活動能力降低和腦功能低下，影響智商。

在傳統醫學中，香蕉是滋養聖品。據《本草綱目》記載，香蕉可清熱解毒、潤腸通便、潤肺止咳、降低血壓、滋補營養、止咳化痰、健脾養胃、養血護肝、止血療瘡、解酒毒。未成熟的香蕉還有增強胃壁的抗酸能力、促進胃黏膜的生長，修復胃壁的作用。

需注意的是，香蕉性寒，故脾胃虛寒、胃痛腹瀉者少食。胃酸過多者也不可吃熟香蕉。另外，香蕉因含鉀量豐富，有腎炎及腎功能不全者不宜吃。

香蕉煎、炸、烹、炒均妙。法式西餐中的菜大多是用香蕉烹製的，燒肉、製餡、作醬、釀酒都離不開香蕉。還有的地方將香蕉加工成宴會上的主食，其做法是：香蕉剝皮，在蕉心上澆上糖汁，撒上芝麻，置低溫中使糖汁凍結。拉丁美洲人喜歡將香蕉加鳳梨、砂糖和桂皮，炸成布丁食用。阿拉伯人喜歡吃糖漬香蕉。一些非洲人喜熟食或切片曬乾或烤吃。還有將香蕉製成糕餅的。也有用香蕉切片，與冰糖、薏仁米、清水熬粥，稱「蕉芭粥」。方法不一，卻各有其獨到之處。

益智味美的葵花子

「朵朵葵花向太陽」，這是我們很小的時候就學過的一句歌詞，也是從這句話中，很多人第一次知道了向日葵的生長特點。

向日葵原產於美洲，大約在 16 世紀之後開始引入中國種植。《群芳譜》、《廣群芳譜》、《植物名實圖考》都有關於它的記載，分別稱之為「丈菊」、「西香菊」、「迎陽花」、「西番葵」、「草天葵」、「向陽花」、「太陽花」、「葵花」、「望日葵」等。其中《花鏡》中所記的「向日葵」因為比較貼切而被人們沿用至今。

下面我們以 100 克樣品為例，看一看葵花子中所含有的各種營養成分的比例。

鈣 20 毫克，鉀 920 毫克，鎂 265 毫克，鈉 346 毫克，鐵 7.8 毫克，鋅 0.11 毫克，銅 0.5 毫克，脂肪 99.9 克，錳 0.02 毫克，維生素 E 221 毫克，維生素 A 235 微克，磷 24 毫克，視黃醇當量 0.1 微克。

葵花子中鉀、鈉、鎂的含量都非常高，同時也比較均衡，其中以鉀的含量較高，每 100 克含鉀量達 920 毫克；還含有大量的維生素，其中維生素 E 的含量更是達到每 15 克中含有 33 毫克。這些微量元素的含量對於兒童的智力發育是非常有益的。

鉀離子能中和食品所產生的酸，為人體營造一個良好的弱鹼性環境。可以很好的促進兒童腦細胞的發育，對於提高注意力和記憶力很有好處。另外，它可以使疲勞的腦細胞更快恢復，是腦力疲勞的緩解「良藥」。

鈉和鎂可以提高計算能力、思維能力和開發智力，使孩子感到耳聰目慧、思路敏捷、記憶力增強、思維能力提高。

近年來，歐美等地的生物學和醫學專家們對葵花子的醫療作用進行了研究，最後證實，葵花子能治療抑鬱症、神經衰弱、失眠症及各種心因性疾病，還能增強人的記憶力。

葵花子中含有大量的維生素，這可以保證兒童腦部營養的提供，其中維生素 E 對腦的作用是防止不飽和脂肪酸的過氧化，防止腦陷入酸性狀態。造成腦細胞的脂肪發生氧化狀態以後，腦組織含有多量易於氧化的不飽和脂肪酸，使腦開始衰老，維生素 E 有較強的抗氧化作用，防止腦內產生過氧化脂質，預防腦疲勞，延緩腦的衰老。

現代醫學研究發現，葵花子是一種營養豐富的食品。據分析，葵花子種仁的蛋白質含量為 30％，可與大豆、瘦肉、雞蛋、牛奶相比；各類糖的含量為 12％；脂肪的含量優於動物脂肪和植物類油脂，因為它含有的不飽和脂肪酸，其中亞油酸占 55％；種仁含油率為 50％～55％，已成為僅次於大豆位居第二的油料作物。隨著人們生活水準的提高和膳食結構的改變，不少人常因亞油酸攝入不足，膽

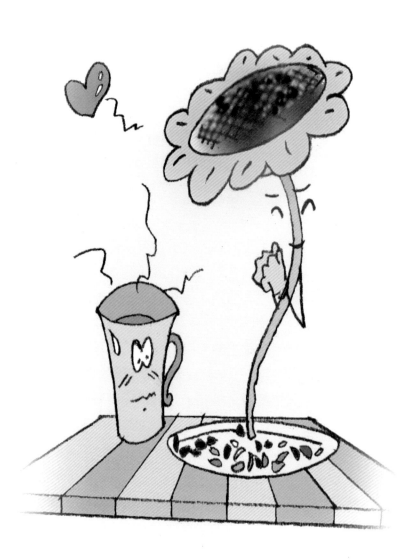

固醇在體內不僅不能正常運轉代謝，還易與飽和脂肪酸結合並在血管壁沉著下來，形成動脈粥樣硬化。

葵花子不能吃得太多。吃時最好用手剝皮。因為用牙嗑，容易使舌頭、口角糜爛，還會在吐殼時將大量津液吐掉，使味覺遲鈍、食慾減退，甚至引起胃痙攣。津液有助於清除口腔食物殘渣，減少細菌繁殖和發酵，並能保護口腔黏膜。據測定，每天嗑 250 克葵花子，就會失掉 2500 克津液。所以人們嗑葵花子後，通常會有口乾舌燥的感覺。

另外，由於慢性腎功能衰竭患者排泄蛋白質代謝產物的能力下降，肝病患者的脂肪代謝功能較差，都不宜吃葵花子。

使孩子聰明的堅果——榛子

在古代，榛子是一種很受歡迎的食品。東漢張衡曾寫賦稱：「荔枝黃甘，寒梨乾榛，沙餳石蜜，遠國儲珍。」由此可見榛子在古代就被人們視為可食珍果，並被當成饋贈婦女的禮物，吉慶的佳果，並視它為幸福美滿、子孫滿堂的象徵。

榛子別名榛栗，與核桃、扁桃、腰果被譽為世界四大乾果。《本草綱目》稱「關中甚多此果。關中，秦地也。榛子從秦，蓋取此意」。這說明陝西是盛產榛子的。

榛子是灌木榛子樹的種子。果仁含脂肪、澱粉、碳水

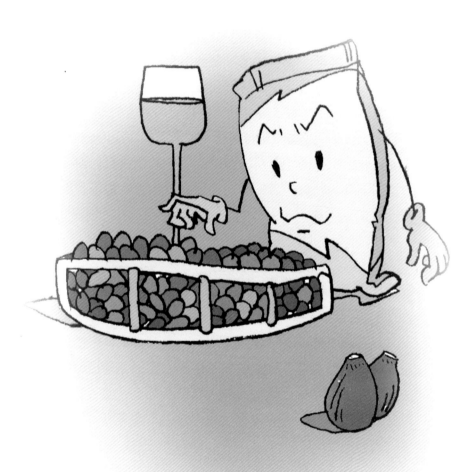

化合物。還含有多種維生素和微量元素。榛子含油脂量僅次於核桃，其脂肪多由不飽和脂肪酸組成，是健身益壽的佳品。榛子的總苞和葉也是提取單寧的原料。榛子也有藥用價值。

下面我們以 100 克樣品為例，看一看榛子中所含有的各種營養成分的比例。

鈣 104 毫克，鉀 1244 毫克，鎂 420 毫克，鈉 4.7 毫克，鐵 16.4 毫克，鋅 5.83 毫克，銅 3.03 毫克，硫胺素 0.62 毫克，蛋白質 20 克，核黃素 0.14 毫克，脂肪 44.8 克，煙酸 2.5 毫克，碳水化合物 14.7 克，膳食纖維 9.6 克，維生素 E 36.43 毫克，維生素 A 8 微克，胡蘿蔔素 3.5 微克，磷 422 毫克，視黃醇當量 7.4 微克，硒 0.78 微克。

榛子中的鉀、鈣、鎂的含量之多，是很多其他乾果不能比擬的。這些物質對於腦細胞和神經元的生長發育是不可或缺的，它們可以有效的保障腦細胞的新陳代謝。

鈣、鉀、鎂的含量豐富，這對人體內鹼性環境的營造是非常有利的，而這種鹼性環境的生成對於大腦智力的開發非常有利，只要適量地食用就可以在體內形成一個良好的弱鹼性環境，這對於腦細胞的生長和發育來說都是非常重要的。

充足的鉀、鎂含量可以有效保證足夠的腦部營養供給，使腦細胞正常地工作和代謝，從而避免了大腦發生病態性異常興奮，以及可能引起的嚴重精神反應。

所以，這對孩子保持旺盛的精力，提高注意力和記憶

力都極為關鍵。

　　榛子中的鐵含量非常豐富，而鐵是血紅蛋白的基本原料，並負責輸送氧氣到全身組織，參與新陳代謝。貧血的孩子無法滿足大腦在學習過程中對氧的旺盛要求。所以，貧血可引起注意力不集中、記憶力下降、學習效率低下、成績不良。適量的食用榛子可以避免兒童貧血情況的出現，保證孩子的智力發育正常。

　　現代醫學和營養學家們研究證實，榛子所含營養成分非常豐富，果仁中含脂肪 50％～70％，蛋白質 16％～18％，碳水化合物 16.5％。最為難能可貴的是，榛子中還含人體所需的 8 種氨基酸。每 100 克果仁中含纈氨酸 1.216 克、亮氨酸 1.315 克、異亮氨酸 0.7 克、蘇氨酸 0.67 克、苯丙氨酸 0.827 克、色氨酸 0.29 克、蛋氨酸 0.25 克、賴氨酸 0.69 克。每 100 克果仁中含鈣量竟高達 104 毫克、鐵 16.4 毫克，這是一般堅果所無法比擬的；此外，還含維生素 A、維生素 B 以及煙酸等。這些營養成分對孩子的健康成長是頗為有益的。

　　傳統醫學認為，榛子味甘，性平，具有開胃、調中、明目之功效，榛子可醫治體弱和腸胃不適等症。因此，常食榛子對體虛、食少、疲乏等狀況頗有助益，可以說是一種具有多種用途的木本糧油。

　　榛子既可直接食用，又可加工成榛粉，是一種營養價值很高的補養品。果仁也是糖果、糕點的重要輔料。

健脾補腦的板栗

板栗原產中國，《呂氏春秋》上就有「果之美者冀山之栗」的記載。《濤經》上也有「樹之榛栗」的詩句。由此可見，早在 2000 年前，人民就已栽種栗樹，並領略到板栗的甘美了。

板栗是栗的一種，《本草綱目》將之分為板栗、楔栗、山栗、錐栗、莘栗、茅栗，近代簡化為板栗、錐栗、茅栗三種，以河北產品最為著名。

清代將糖炒板栗稱為「灌香糖」。北京還流傳著詠糖炒板栗的詩：「堆盤板栗炒深黃，客到長談素酒嘗，寒火三更燈半施，門前高喊灌香糖。」

下面我們以 80 克樣品為例，看一看板栗中所含有的各種營養成分的比例。

鈣 59 毫克，鉀 442 毫克，鎂 50 毫克，鈉 13.9 毫克，鐵 1.1 毫克，銅 0.4 毫克，鋅 0.57 毫克，硫胺素 0.14 毫克，蛋白質 4.2 克，核黃素 0.17 毫克，脂肪 0.7 克，煙酸 0.8 毫克，碳水化合物 40.5 克，維生素 C 24 毫克，錳 1.53 毫克，膳食纖維 1 克，糖 23 毫克，維生素 E 4.56 毫克，維生素 A 32 微克，胡蘿蔔素 0.9 微克，磷 89 毫克，視黃醇當量 52 微克，硒 1.13 微克。

板栗中的鉀、鈣、鎂的含量都是非常豐富的。首先，

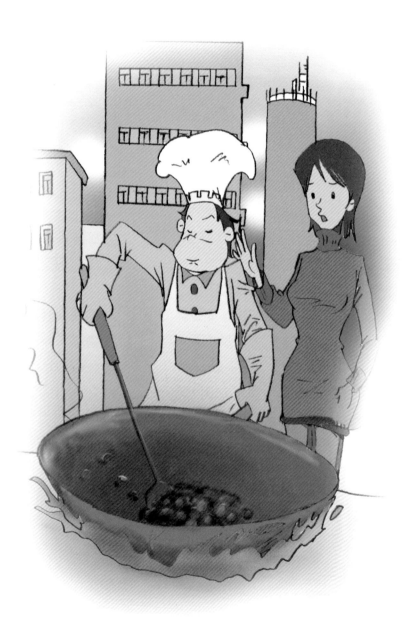

它們可以為人體營造一個良好的弱鹼性環境，為腦細胞的生長發育提供良好的孕育條件。其次，它們還有各自的特殊功能幫助孩子智力的成長。

其中，鈣能維持腦細胞的正常代謝，參與神經興奮性的傳導。若腦內有充足的鈣，則可使腦細胞正常地工作和運行；如果腦內缺鈣，則往往發生病態性異常興奮，此時，即使很弱的刺激，也會引起嚴重的精神反應。所以，腦內鈣含量與孩子的注意力、記憶力有密切關係。

而鎂的作用是參與核糖核酸（RNA）及脫氧核糖核酸（DNA）的合成，參與神經的傳導。鎂是調節大腦在學習方面和記憶等方面接受器功能的主要因素。尤其對正在成長過程中的少年兒童來說，鎂對大腦成長完善和新陳代謝也有著非常重要的作用。它的存在可以避免機體過敏、注意力不集中等一系列問題，並可有效地提高思維和記憶能力。

另外，板栗中還含有與腦代謝關係密切的微量元素鐵、銅、錳、碘等。所以，適量食用板栗是增加卵磷脂攝入的有效途徑，對促進腦神經元和腦組織的合成、修補、更新及新陳代謝等都有很大幫助。

現代醫學認為，板栗富含多種維生素與礦物質，更包含一般水果所罕見的維生素 E，且含有優質的不飽和脂肪酸，對於孩子的智力發育和健康成長都有很好的輔助作用。

傳統醫學認為，栗是食用佳品，也是療疾良藥。栗含

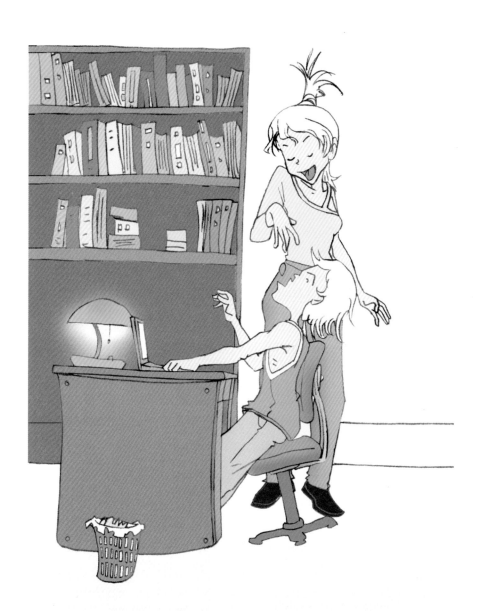

蛋白質 5.7％，脂肪 2％，碳水化合物 62％，還含有澱粉、維生素、鈣、磷、鐵、鉀 3 等，可用於醫治反胃、泄瀉、腰腿酸軟、吐血、鼻出血、便血等。

板栗的食法很多，可蒸、煮、炒食，也可生吃。還能製成板栗乾、板栗粉、板栗漿、板栗醬、板栗糕點、板栗罐頭、板栗蜜餞等多種風味食品。此外，糖炒板栗最受人歡迎，而且，據專家分析，也最科學且最有營養。

板栗不論生食或熟食均不可多吃，以免導致消化不良。另外，板栗的殼若不慎誤食，其破解人參的藥力遠超過白蘿蔔，故吃人參時要避免誤食栗殼。

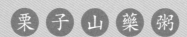

栗 子 山 藥 粥

【原料】栗子 6 粒，新鮮山藥 80 克，糙米 40 克，紅棗 10 粒。

【製法】栗子剝殼切碎，山藥去皮切丁，紅棗洗淨後切開去子。所有食品加水 3 碗（750 毫升），用電鍋蒸煮至熟爛即可。

【功效】補益腸胃，健腦益智。

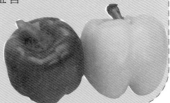

國家圖書館出版品預行編目資料

> 使孩子聰明的鹼性食品／高溥超　高桐宣　主編
> ——初版，——臺北市，品冠文化，2007〔民96〕
> 面；21公分，——（健康新視野；2）
> ISBN　978－957－468－555－4（平裝）
> 1.健康飲食　2.營養
> 411.3　　　　　　　　　　　　　　　　96012824

使孩子聰明的鹼性食品　ISBN 978－957－468－555－4

主　　編／高溥超　高桐宣
責任編輯／黃和平　劉桂霞
發 行 人／蔡孟甫
出 版 者／品冠文化出版社
社　　址／台北市北投區（石牌）致遠一路2段12巷1號
電　　話／（02）28233123・28236031・28236033
傳　　眞／（02）28272069
郵政劃撥／19346241
網　　址／www.dah-jaan.com.tw
E - mail／service@dah-jaan.com.tw
承 印 者／弼聖彩色印刷有限公司
裝　　訂／建鑫裝訂有限公司
排 版 者／弘益電腦排版有限公司
授 權 者／安徽科學技術出版社
初版1刷／2007年（民96年）9月

定　價／230元

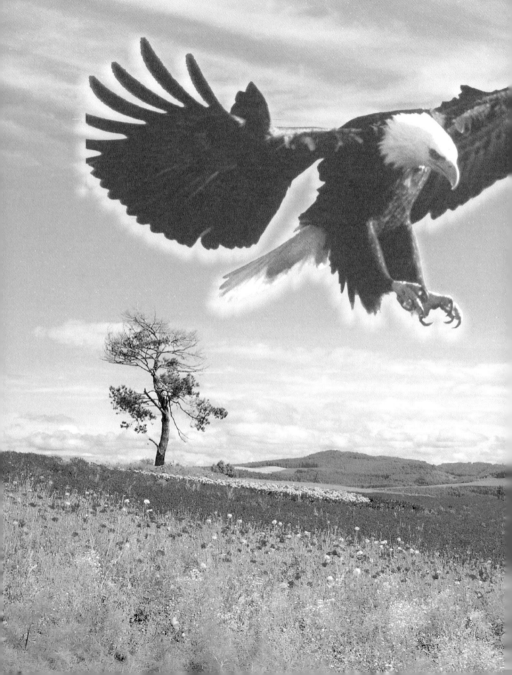

大展好書　好書大展
品嘗好書　冠群可期

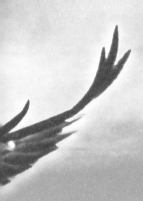

大展好書　好書大展
品嘗好書　冠群可期